AF391551

MÉDECINE
POPULAIRE

OU

PREMIERS SOINS

A DONNER

AUX MALADES ET AUX BLESSÉS

EN L'ABSENCE DU MÉDECIN

PAR

Le docteur Léopold TURCK

Ancien Constituant

QUATRIÈME ÉDITION

PARIS

LIBRAIRIE PAGNERRE

18, RUE DE SEINE-SAINT-GERMAIN, 18

J'ai pour but, dans ce petit ouvrage, d'enseigner à tout le monde la médecine que tout le monde peut faire, mais celle-là seulement. J'apprendrai à mes lecteurs d'où viennent la plupart de nos maladies, les moyens de les éviter, de combattre leurs premiers effets, et, comme beaucoup d'entre elles cèdent complétement à l'éloignement de leurs causes, comme beaucoup se guérissent facilement aussi, par les seuls efforts de la nature, quand de premiers soins mal dirigés n'en ont pas détruit la bienfaisante influence, on verra, à l'aide des conseils que je donne, se guérir le plus souvent des affections qui, sans cela, seraient devenues très graves.

Il y a aussi des maladies dont la marche est si rapide et habituellement si fatale, faute d'avoir été soignées assez tôt, qu'il faut bien que chacun connaisse les premiers secours à employer contre elles, en attendant l'arrivée du médecin. Nommerai-je, entre autres, certaines hémorrhagies, certaines syncopes, le croup, le choléra, les autres fièvres pernicieuses et les empoisonnements? Est-ce à dire que j'aie la prétention de substituer mes lecteurs aux médecins, de les mettre en état de se soigner ou de soigner leurs proches dans des maladies graves? Je le voudrais, mais cela est absolument impossible. On cherche à persuader au peuple qu'il suffit aux hommes intelligents, et chacun croit l'être, de lire un manuel de santé pour être en état de soigner toutes les maladies! C'est là une grave et déplorable erreur. Que de gens meurent, chaque jour, dans la force de l'âge, tués par ces médecins improvisés, disciples enthousiastes d'un systématique extravagant! Et cependant le bon sens le plus simple devrait suffire pour convaincre qu'une machine aussi compliquée que l'est le corps humain, où tant d'organes et tant de fonctions diverses concourent à l'entretien de la vie, où la chimie et la physique, dans ce qu'elles ont de plus merveilleux, sont continuellement en scène, ne peut être étudiée et comprise qu'à l'aide de longues, de laborieuses études, et de profondes méditations!

Que les pères et les mères de famille, les prêtres, les sœurs de charité, se bornent donc, autour d'eux, à écarter, autant qu'ils le pourront, les causes des maladies, à donner aux malades les premiers soins suffisants pour les guérir si leur maladie est légère, et suffisants aussi pour les mettre à même d'attendre la visite du médecin, dans les cas plus graves. C'est là toute la médecine qu'ils peuvent.

MÉDECINE

POPULAIRE

CHAPITRE Ier

Causes des Maladies.

L'homme sain rejette, dans l'air qui l'entoure, par la peau et par l'expiration pulmonaire (l'haleine), les cinq huitièmes de sa boisson et de sa nourriture ; c'est ce que l'on appelle la transpiration insensible, pour la distinguer de la sueur. Les matières ainsi mêlées à l'air, dans une chambre trop petite, acquièrent bien vite une très mauvaise odeur. Cet air fétide suffit à lui seul pour nous donner beaucoup de maladies ; il est une des causes les plus actives de la fièvre typhoïde et du typhus ; il prédispose à la phthisie aux scrofules, aux rhumatismes, par l'affaiblissement que son action prolongée amène nécessairement à sa suite. Cet air est bien plus dangereux encore quand l'appartement est humide et sombre. Il y a une loi sur les logements insalubres. Elle est malheureusement facultative ; mais, à son défaut, l'article **1721** du Code civil pourrait être invoqué par les locataires qui prouveraient que les maladies, dont ils sont les victimes, viennent de l'insalubrité de leurs logements. Dès que les tribunaux auront fait quelques applications de cet article tutélaire, on verra disparaître bien vite, dans nos maisons, les causes d'insalubrité qui y abondent, et qui amènent à leur suite tant de maladies et de misère !

La transpiration de l'homme malade est bien plus malsaine encore que celle de l'homme sain, et elle a souvent le triste privilége de reproduire la maladie, avec d'autant plus de facilité qu'elle est plus concentrée et plus fétide : elle est alors contagieuse. On comprend facilement que l'air, chargé de ces miasmes, ne nuise pas seulement aux personnes qui entourent le malade, mais qu'il nuise encore beaucoup au malade lui-même, en ajoutant, à chaque instant, une dose nouvelle au poison qui le mine. Que nos chambres soient donc grandes, et qu'elles aient de bonnes cheminées. Si nous les chauffons en hiver, à l'aide de fourneaux, lorsque le bois sera brûlé, qu'il n'y aura plus que du charbon dans le foyer, gardons-nous de fermer complétement la clef du tuyau, nous risquerions de nous asphyxier par l'acide carbonique, qui, ne pouvant plus s'élever et sortir par la cheminée, s'écoulerait dans la chambre ; celle-ci, à moins d'une ventilation suffisante, doit cuber au moins cinquante mètres par personne. Quand elle est habitée le jour et la nuit, il faut, plusieurs fois par jour, en ouvrir largement les fenêtres, pour renouveler l'air, en empêchant les malades qui seraient alités d'être refroidis par des courants qui pourraient leur nuire.

Les matières animales qui se décomposent dans le voisinage de nos habitations, telles que celles des fosses d'aisances, les animaux morts, le fumier, celui de porc surtout, sont encore des causes très actives de l'empoisonnement de l'air. Les boues des chemins dans les villages, les mares d'eau, les marais, la vase des étangs à demi desséchés en été, sont d'autant plus malsains, qu'il fait plus chaud et qu'il y a moins de courants d'air; c'est aux administrations communales qu'il appartient de faire disparaître ces causes d'insalubrité, qui dépeuplent souvent nos campagnes.

Les émanations des morts, celles surtout de ceux qui ont succombé à des fièvres graves, sont aussi, principalement dans les églises, une cause très active d'empoisonnement de l'air.

Il y a près d'un siècle, que Guyton Morveau a découvert un merveilleux moyen, simple, facile, économique, de désinfecter l'air dans les maisons, dans les églises, dans les théâtres. Pour une chambre ordinaire, il suffit de verser, dans un vase en verre ou en terre, sur vingt grammes de sel commun mêlé à quinze grammes de manganèse en poudre, quinze grammes d'acide sulfurique, que l'on nomme aussi huile de vitriol. On promène le vase dans toutes les parties de la chambre, le chlore se dégage et la désinfection s'opère sans qu'on soit même obligé de quitter l'appartement. Quand des maladies épidémiques et contagieuses règnent dans le pays, toutes les personnes prudentes devront recourir fréquemment à ces fumigations. On saura les proportionner à l'étendue des lieux à désinfecter, et à la sensibilité des malades qui pourront s'y trouver, et qu'il serait impossible de transporter ailleurs pendant que s'opérera la désinfection. Les pharmaciens pourraient facilement se procurer les flacons désinfectants de Guyton Morveau, qui sont excellents, surtout pour désinfecter les malades dans leur lit, ce que l'on pourrait faire très utilement plusieurs fois par jour.

Si la transpiration insensible a une si grande importance, si elle rejette hors du corps plus, à elle seule, que nous ne perdons par l'urine et les selles, on comprend que tout ce qui peut l'entraver, que tout ce qui peut diminuer sa puissance, altérer sa nature, devient, pour nous, une cause active de maladies. Aussi, voyons-nous le refroidissement lent ou subit du corps, ou d'une de ses parties un peu considérable, en produire une foule. Les différents rhumes, les pneumonies, les pleurésies, n'ont pas, la plupart du temps, d'autre cause, non plus que les rhumatismes et beaucoup d'affections morbides du ventre. Il est, du reste, important de se mettre en garde contre le froid lent ou subit, de mettre des habits plus chauds, dès la fin de l'été, et de les conserver l'année suivante jusqu'au retour des chaleurs.

Quelques précautions que l'on prenne, on est souvent exposé à se refroidir. Il faut, quand on le peut, se réchauffer en marchant, changer de vêtements si l'on a été mouillé, prendre un bain de jambes et mieux un demi-bain chaud, de cinq à dix minutes, à trente-six ou trente-huit degrés centigrades, si on est à jeun, et si on a à redouter un rhume grave ou une fluxion de poitrine, quand, du reste, on a le cœur et la tête solides. En sortant du bain et après s'être essuyé avec un linge chaud, il faut passer au moins une heure dans un lit bassiné et bien couvert, et boire des infusions chaudes portant à la peau, comme celles de tilleul, de bouillon blanc ou de thé. Par ces moyens bien simples, on peut échapper acilement à des maladies graves.

Les courants d'air frais, que tant de personnes recherchent, en été surtout, sont une des sources les plus abondantes des rhumatismes et même de la phthisie ou pulmonie. Beaucoup de personnes contractent des rhumes, des catarrhes, des douleurs rhumatismales, ou deviennent phthisiques, par l'habitude qu'elles ont de découvrir leurs bras pendant le sommeil : il faut lutter contre cette habitude par une volonté ferme au moment de s'endormir, ou bien porter un vêtement de nuit à manches longues et chaudes. On peut aussi attacher ses poignets à ses jambes, à l'aide d'un ruban, qui ne permette pas, pendant le sommeil, de se découvrir les bras. En continuant ce moyen pendant quelques semaines, on perd ainsi une habitude souvent très dangereuse. Disons ici, qu'en ayant la tête ordinairement peu couverte, les cheveux courts, en se lavant tous les matins à l'eau froide, de la tête aux pieds, en s'essuyant fortement ensuite avec un linge un peu rude, en se couvrant modérément la nuit, en prenant chaque jour un suffisant exercice, si on est jeune et fort surtout, on devient bien moins accessible au froid, bien plus robuste.

Le défaut de propreté apporte de graves obstacles à la transpiration insensible. On refroidit la peau, on diminue son irritation quand elle est enflammée, en la soupoudrant d'amidon ou de farine de riz : on éprouve alors un effet analogue, quoique moins marqué, à celui que l'on éprouverait en étendant sur la peau une couche de collodion, de gélatine, ou tout simplement de graisse. Dans tous ces cas, les pores des glandes sudoripares se trouvent obstrués, la transpiration diminue, la peau se refroidit. Quand cette diminution est nécessitée par une maladie, on en comprend l'utilité ; d'ailleurs, on n'agit alors que localement et pour un temps habituellement assez court.

Chez les personnes sales, la peau est constamment couverte, souvent en couches épaisses, d'un mélange des matières grasses et des sels de la transpiration, de débris de l'épiderme, de poussière et de tout ce que nous touchons dans la vie commune ; elle est donc et toujours dans les conditions les moins favorables à l'exercice de ses fonctions : dès lors, les matières qu'elle aurait dû rejeter, comme impropres à la vie, restent dans le sang et les autres humeurs, qu'elles empoisonnent, et nous prédisposent ainsi aux maladies les plus graves.

Pour obvier à ce danger, il faut se laver tous

les matins, changer souvent de linge, et dans les saisons tempérées surtout, faire, quand on le peut, un fréquent usage des bains tièdes ; mais il faut s'occuper davantage de la qualité de l'eau que l'on emploie, car c'est une question d'une grande importance hygiénique, qui passe cependant presque inaperçue. En effet, toutes les eaux riches en sulfate et en carbonate de chaux, eaux que l'on rencontre très fréquemment, dans les puits surtout, nettoient très mal la peau ; les sels de chaux, se combinant avec la matière grasse de la transpiration et peut-être même avec celle de la peau, font un savon insoluble qui bouche les orifices des glandes sudoripares et nuisent par conséquent au but que l'on voulait atteindre.

On pare à cet inconvénient grave en employant du savon, en assez grande quantité, pour que l'eau, de dure, de rèche qu'elle était au toucher, devienne légèrement onctueuse, comme le sont toutes les eaux alcalines.

Je connais beaucoup de personnes qui, chez elles, ne peuvent pas supporter les bains tièdes, et qui se trouvent à merveille de ceux de Plombières, par exemple. C'est que les bains, chez ces personnes, sont préparés avec des eaux dures, séléniteuses, qui entravent les fonctions de la peau, comme je viens de l'expliquer, tandis que les eaux de Plombières, étant alcalines, les favorisent au plus haut degré.

On voit donc que le dégoût naturel que cause la malpropreté a sa raison d'être dans notre nature, qu'il est instinctif, c'est-à-dire inspiré par

Dieu lui-même, pour éloigner de nous les substances qui peuvent corrompre l'air que nous respirons, et pour débarrasser notre peau de toutes celles qui peuvent nuire à l'entretien si important de ses fonctions.

Le défaut d'un exercice suffisant, en plein air, en plein soleil quand on le peut, est encore une cause très active de la diminution des fonctions de la peau et de l'affaiblissement de l'économie entière. Une foule de fois, les femmes du monde surtout, se plaignent des douleurs les plus variées et les plus vives, qui n'ont pas d'autre cause ; il en est de même des maux qui accablent tant de gens de lettres et d'hommes de bureau. Il semblerait que la nature, pour se venger de ceux qui n'emploient pas les forces musculaires qu'elle leur a données, convertit toutes ces forces en douleurs. Que de rhumes, de catarrhes chroniques, d'asthmes, que de maladies des reins, de la vessie, que d'affections de matrice, que de gouttes, que d'apoplexies, que de morts avant l'âge, on éviterait par un exercice suffisant et soutenu ! Tous les exercices du corps réchauffent notre peau, augmentent sa transpiration et celle des poumons, et débarrassent ainsi notre sang de la plus grande partie des matières qui lui nuisent et l'épaississent : car, contrairement à l'opinion de beaucoup de gens, plus la transpiration est active et plus le sang est clair. Il est clair chez les jeunes gens, il est épais chez les vieillards. Habituons-nous donc à autant d'activité physique que le comportent nos forces ; c'est un des meilleurs, des plus puissants moyens, et que rien ne remplace, de maintenir l'équilibre dans les fonctions de la vie.

L'alimentation et la boisson sont souvent aussi des causes très actives de maladies. L'irrégularité dans les heures des repas, manger trop ou trop vite, rechercher des mets trop épicés ou qui le soient trop peu, sacrifier son estomac à son goût, en recherchant des aliments que l'expérience nous a appris que nous digérions mal, boire trop en mangeant, ne serait-ce que de l'eau pure, en boire entre ses repas, pendant le travail de la digestion ; l'abus, je dirais presque l'usage des liqueurs fortes : voilà une nombreuse série de moyens, à l'aide desquels on abrége sa vie, en l'empoisonnant par des maux sans nombre. Je ne parlerai pas ici des ivrognes qui, pour la plupart, meurent jeunes ; ils devraient mourir plus tôt encore ; ce sont des êtres dégradés, à charge à tous ceux qui les entourent, et contre lesquels une police bien faite devrait sévir avec rigueur.

Si l'on rencontre souvent, dans les salons et dans les chaumières, de jeunes vieillards qui doivent, à l'injustice du sort, une vieillesse anticipée, la plupart du temps, c'est à un honteux abus de leur sexe, qu'il faut attribuer ces infirmités précoces contre lesquelles, par suite d'une fausse modestie de la part des parents ou des maîtres, l'éducation ne met pas assez en garde. Ces vices peuvent naître dans la solitude et dans l'ignorance de l'immoralité à laquelle on s'abandonne, aussi bien que sous l'excitation d'amis débauchés.

C'est par suite de la même ignorance que se contractent, si souvent, les maladies vénériennes qui, non-seulement, quand elles ne sont pas soignées par un médecin habile, peuvent empoisonner toute votre existence, mais celle aussi des enfants qui vous devront le jour. Cette maladie peut se communiquer d'une nourrice infectée à son nourrisson, ou du nourrisson à la nourrice. L'usage commun des cuillers, des fourchettes, des verres, peut, quand un membre d'une famille en est atteint, la communiquer à la famille entière. Un homme qui a des chancres vénériens aux lèvres, peut donner sa maladie à sa mère, à sa sœur, en les embrassant. J'ai vu une femme contracter cette affection en offrant le sein à l'enfant d'une de ses voisines, et la communiquer, ensuite, à ses quatre jeunes enfants, par les mille contacts qui existent dans la vie de la famille.

Si, de bonne heure, on apprenait aux jeunes gens que l'usage prématuré de leur sexe détruit pour toujours leur santé, abrége leur existence, affaiblit leurs forces physiques, amoindrit considérablement leur intelligence ; si on les instruisait des maux sans nombre que peuvent entraîner les maladies vénériennes ; si on leur apprenait aussi les graves conséquences qu'ont si souvent les rapports sexuels que la morale réprouve, la société y gagnerait énormément, la santé publique serait beaucoup meilleure, et le nombre des enfants abandonnés serait bien moindre.

La négligence des parents à faire revacciner leurs enfants est encore une cause grave de maladie. On ne sait pas assez que certaines personnes ont eu jusqu'à huit fois la petite vérole. Louis XV l'avait eue à Metz, à l'âge de quinze ans ; il l'a eue une seconde fois et en est mort à soixante-quinze ans. Peut-on donc hésiter à se faire vacciner plusieurs fois, tous les cinq ou six ans, par exemple, pour échapper aux affreux ravages de la petite vérole ?

Il y a une plante que je déteste entre toutes, c'est le tabac, qui conduit le fumeur au café ou au cabaret, diminue son intelligence en le tenant dans une ivresse habituelle, brise dans les classes élevées, la vie de famille, et ruine le pauvre, en l'empêchant de faire des épargnes ; la pipe, la tabatière ou la chique, et souvent toutes les trois réunies, coûtant à un ouvrier, dans le cours de sa vie, cinq ou six mille francs en moyenne. Le tabac fumé, prisé ou chiqué, irrite souvent à un haut degré l'estomac et le cerveau. J'ai vu des folies dues au tabac, et j'ai eu à soigner plus de mille personnes, dont l'estomac et l'économie entière étaient dans le plus triste état d'épuisement, par suite de la pipe, de la tabatière ou de la chique. On ne sait pas que la salive que les fumeurs et les chiqueurs rejettent si abondamment, et d'une manière si dégoûtante, était du sang très pur, un instant avant d'être formée sous l'excitation du tabac. On croit que les maladies vénériennes nous viennent aussi d'Amérique : elles font certainement moins de mal aujourd'hui que n'en fait cette plante. Je maudirais l'Amérique pour ces deux fléaux si, en compensation, elle ne tenait pas si haut et si ferme l'étendard de la liberté, si elle n'était pas, pour l'humanité entière, un phare, dont la lumière, affaiblie quelquefois, hélas! ne cessera cependant jamais de briller, je l'espère, pour l'enseignement et l'admiration des peuples!

Les causes morales jouent aussi un grand rôle dans la production des maladies. La tristesse habituelle, en diminuant la transpiration insensible, en refroidissant la peau, produit facilement des dartres de diverses espèces, affaiblit les fonctions digestives, amène des engorgements du foie, des glandes du mésentère, des maladies de matrice, des affections cancéreuses et les troubles nerveux les plus variés; elle a encore l'inconvénient grave de vous rendre désagréable aux personnes qui vivent avec vous.

J'ai vu plusieurs fois des fièvres intermittentes, amenées par des causes morales et principalement par la colère. J'ai vu cette dernière occasionner de graves attaques d'apoplexie. La colère était appelée par les anciens, une courte folie; elle divise les ménages et les familles, elle brouille les amis, elle fait souvent commettre, à ses victimes, les actions les plus déplorables ou les plus folles. Si on s'exerçait à se demander ce que l'on pensera, dans un an, ou seulement dans un mois, du motif qui vous afflige ou vous dispose à la colère, le nombre des personnes tristes diminuerait beaucoup, ainsi que celui des personnes emportées. Combien de ménages en iraient mieux, combien d'ouvriers plus rangés, plus laborieux, combien d'enfants mieux élevés!

Je pourrais écrire un volume, sur les maux de

tous genres dont nos passions sont la cause ; craignons de donner à ces dernières la puissance de l'habitude, dont l'homme le plus fort a bien de la peine à rompre les étreintes, et fuyons soigneusement tout ce qui peut les réveiller ou les accroître. Conservez votre liberté morale, véritable cachet de la grandeur humaine.

La misère, qui laisse l'homme à demi nu, sans feu en hiver, souvent même sans asile et sans pain, est une source bien féconde de maladies physiques et morales. Quand elle est méritée, elle est encore un cruel châtiment, car à toutes les souffrances qu'elle produit, à toutes les maladies qu'elle engendre, s'ajoutent les vices qui l'ont fait naître, qu'elle traîne après elle, sans pouvoir s'en séparer, et qui prennent, trop souvent, les proportions du crime. Mais quand elle frappe des infirmes, une veuve, de pauvres orphelins, une famille toujours honorable, ruinée par un de ces coups de tonnerre qui, sous mille formes diverses, se jouent de nos destinées, ah ! que toute notre pitié l'entoure ! que nos secours soient surtout pour elle ! Relevons autant que faire se peut le courage du misérable, aidons-le, comme il doit être aidé; mais efforçons-nous, par une éducation convenable, par un appui suffisant, d'arracher sa jeune famille à la misère paternelle et à la contagion de l'exemple, quand ce dernier ne peut qu'être mauvais. Si bas qu'un homme soit tombé, souvenons-nous qu'il est encore notre frère.

Aux égoïstes je dirai qu'en abandonnant les pauvres, Dieu, pour nous punir, développe dans

les bouges infects, où ils languissent, des maladies contagieuses qui vont, semant la mort, jusqu'au sein des palais. Soyons donc tous chari-
tables.

Un mot sur la médecine de M. Raspail.

Un savant d'une grande distinction, aux travaux duquel la chimie et la physiologie végétale
doivent de réels progrès, M. Raspail, avait
rencontré un homme toussant beaucoup, très
amaigri : il le croyait phthisique. Cet homme
avait contracté sa maladie en travaillant au milieu de poussières irritantes; il lui suffit de
changer de métier pour se guérir. M. Raspail
avait vu une autre personne avaler un épis de
seigle. Ce dernier pénétra dans la poitrine, tra-
versa un poumon, et sortit par un abcès entre
deux côtes, après avoir produit tous les accidents
de la pneumonie, puis ceux de la pleuro-pneumonie. M. Raspail savait que des semences, in-
troduites par des enfants dans leur nez ou dans
leurs oreilles, y grossissent et y germent, en
occasionnant quelquefois, de violentes douleurs;
il connaissait tous les accidents que peuvent
occasionner les vers, ceux que peuvent produire
certains insectes en s'introduisant soit à l'état
de larves, soit à l'état parfait, dans le nez, les
cavités du front, ou dans le tuyau de l'oreille;
il connaissait aussi les accidents que produisent
les sangsues qui pénètrent dans le tube intestinal ou dans les voies aériennes; ceux que peuvent provoquer de petits crapauds, de petites
grenouilles, de jeunes salamandres, qui se sont
introduits dans l'estomac avec l'eau que l'on

buvait; enfin il s'est beaucoup occupé de l'étude de l'acare de la gale, petit insecte qui se trouve dans un sillon, près du bouton, et où les femmes des pays chauds vont le chercher, avec la pointe d'une épingle, pour diminuer les démangeaisons des galeux. C'est sur ces quelques faits, connus de tous les médecins, que M. Raspail a cru pouvoir fonder tout un système de médecine. Les neuf dixièmes de nos maladies, s'est-il écrié, sont produits par des causes organisées, plantes ou animaux, dont nous avalons les germes avec l'air que nous respirons, l'eau que nous buvons, et avec nos aliments. Il fait germer, dans nos poumons surtout, des mousses, des lichens, des fougères, des orchis, des orobranches, des cuscutes, et pousser dans notre estomac des grains d'avoine qui, au bout de quelques mois, ont de la paille déjà d'une belle longueur. Le scorbut, suivant lui, est occasionné surtout par des œufs de crustacés marins, parmi lesquels il cite ceux de homard et de langouste, que le vent enlève à la mer et qui s'introduisent chez nous, principalement par les voies respiratoires, où ils éclosent, pour se répandre de là dans le reste de nos organes, et surtout dans les gencives. Il va plus loin encore, si cela est possible : quand nous mangeons des poissons frits, il arrive que la laite et les œufs n'étant pas assez cuits, ces derniers sont fécondés dans l'estomac, et voilà des petits poissons qui s'y développent et nous mordent à plaisir. Si nous avons mal aux reins, à la vessie, dans les organes sexuels, au foie, au cœur, à la rate, dans les os, n'importe où, ce sont, dit M. Raspail, des myriades d'animaux qui s'y sont développés et qui causent toutes nos douleurs. Il en est de même encore de nos fièvres et de la plupart des maladies de la peau : des bêtes, des bêtes partout et toujours. A la vérité, depuis tantôt vingt ans qu'il les a inventées, il ne les a jamais vues, quelque habitué qu'il soit aux recherches microscopiques ; mais c'est égal, l'*analogie, qui explique et ne prouve pas*, les lui démontre ; il faut qu'elles existent.

Tout le monde croyait qu'il suffisait, dans les saisons froides, de s'habiller plus légèrement que de coutume pour s'enrhumer, et qu'en toute saison, un refroidissement pouvait produire le rhume. Tout le monde croyait aussi que l'exagération des mêmes causes, pouvait produire la pleurésie, la pneumonie, la péripneumonie, les fluxions de poitrine en un mot ; eh bien, tout le monde se trompait : les rhumes, les fluxions de poitrine, sont, d'après M. Raspail, des helminthogénoses, c'est-à-dire des maladies causées par des vers et auxquelles il oppose nécessairement des contre-vers. Un pauvre père de famille avait soigné sa femme, atteinte d'une pneumonie, d'après le manuel de M. Raspail. Il lui avait prodigué les cigarettes camphrées, l'eau-de-vie camphrée, l'eau sédative, les cataplasmes salés, et il me consultait le septième jour de son traitement ; sa femme était à l'agonie. Ah ! me disait le mari, c'est que le camphre n'était pas de la bonne espèce. Ainsi, son aveuglement survivait à une si terrible leçon, tant est grande la sottise humaine !

Il y a une maladie affreuse entre toutes, la rage. M. Raspail la classe avec les fluxions de poitrine : c'est aussi une helminthogénose. Il ose conseiller de se borner, au moment de la blessure, à la laver avec de l'eau sédative. Quand a-t-il vu cette eau guérir de la rage ? sur quelle expérience s'appuie-t-il pour donner ce conseil ? Sur aucune ; c'est toujours l'analogie qui le guide. J'en ai dit assez sur ce système médical, pour que les personnes de bon sens puissent l'apprécier : faire percher les poissons sur les arbres et faire vivre les oiseaux au fond des rivières et des mers, ne serait pas plus monstrueux que ce qu'imagine M. Raspail. Je ne connais pas de systématique qui soit allé aussi loin dans l'impossible et l'absurde que ce savant, d'ailleurs si distingué.

CHAPITRE II

L'acupuncture, les ventouses, les bains, les cataplasmes, les fomentations, la chaleur, les tisanes, les lavements, les suppositoires, la diète, le travail et l'eau.

Ce chapitre nous apprend à connaître un certain nombre de moyens à la portée de tout le monde, et à l'aide desquels on peut, presque sans frais, calmer beaucoup de douleurs, guérir beaucoup de maladies.

L'ACUPUNCTURE. — Chacun connaît le paratonnerre, à l'aide duquel on soutire l'électricité des nuages, pour la neutraliser en la mêlant à celle de la terre : eh bien, depuis un temps immémorial, les Chinois et les Japonais ont changé le paratonnerre en un merveilleux remède que l'on appelle l'acupuncture. Il consiste à introduire sous la peau, une aiguille métallique très fine, qui, rencontrant là des vaisseaux, des nerfs et les deux électricités du corps séparées, isolées par nos tissus, les met en rapport et les neutralise, les annihile ainsi l'une par l'autre. La plupart du temps, de vives douleurs, souvent fort anciennes, cèdent à l'instant même à ce puissant moyen. Les douleurs survenues à la suite de coups, de chutes, d'efforts, et beaucoup de rhumatismes, de névralgies disparaissent ainsi tellement vite, que c'est à ne pas y croire. A l'aide de l'acupuncture, on dissipe, en quelques semaines, les goîtres les plus anciens et qui avaient résisté à l'iode et aux iodures. On peut l'employer aussi avec succès contre beaucoup d'autres tumeurs et contre celles surtout qui se développent dans le ventre. Pour la pratiquer, on saisit l'épingle près de sa pointe, et on l'introduit ordinairement jusqu'à la tête, dans un pli de la peau et sous cette membrane, de manière à ce que, une fois placée, on puisse facilement la sentir avec le doigt, dans toute sa longueur. On laisse cette épingle à demeure, pendant quelques heures, et même pendant deux ou trois jours, si elle ne gêne pas le malade. Pour pratiquer l'acupuncture, on prend les épingles les plus fines, en or, en argent ou en laiton. Les épingles à faire de la dentelle sont très bonnes pour cet usage. On peut en placer cinq ou six à la fois sur la partie douloureuse, quand une seule ne suffit pas. J'en ai posé plusieurs mille en ma vie ; je n'ai eu à le regretter qu'une seule fois, la pusillanimité du malade me la fit retirer à l'instant même, et sa piqûre devint le siége d'une névralgie. On a vu les cataplasmes de graine de lin causer des convulsions ; il y a en médecine, comme en beaucoup d'autres choses, de fâcheuses exceptions. On verra plus loin quand il faudra recourir à l'acupuncture.

LES VENTOUSES. — La ventouse est un vase en métal, en verre, en porcelaine ou en terre cuite, que l'on applique sur la peau, immédiatement après y avoir fait le vide, tantôt à l'aide de la flamme d'une grosse lampe, tantôt à l'aide d'un morceau de papier enflammé, ou d'un peu de coton, imbibé d'alcool que l'on jette au fond de ce vase et qu'on y allume, tantôt aussi à l'aide d'une pompe à air.

Les anciens employaient beaucoup les ventouses : ils se servaient, pour les poser, de cornes percées aux deux bouts ; la large ouverture était appliquée sur la peau du malade. Un esclave attirait l'air par l'autre extrémité : il mourait vite à ce métier.

Les ventouseurs de profession se servent de petits vases en fer-blanc ou en verre, tous nos gobelets peuvent servir à cet usage. Plus ils sont larges, plus la ventouse a de force, mais aussi, plus ils causent de douleur, pendant les cinq ou six premières minutes de leur application surtout.

Quand la place à ventouser n'est pas large et unie. comme l'est le ventre chez presque tout le monde, et le dos chez les personnes grasses, avant de poser la ventouse, essayez si les bords du vase peuvent s'appuyer exactement sur la peau. Dans le cas contraire, prenez un vase plus petit ou mettez la ventouse un peu plus loin, car si l'air extérieur y pénétrait, elle ne pourrait jamais tenir.

Sous l'influence du vide, la ventouse s'applique avec force sur la peau, qui se gonfle beaucoup, rougit, noircit même et saigne avec assez d'abondance, principalement sur le dos, quand on l'a scarifiée. Les ventouses qui ne sont pas accompagnées de scarifications, sont appelées ventouses sèches ; elles ne le cèdent guère en puissance aux autres, d'autant plus que, même chez les personnes affaiblies, on peut les mettre en bien plus grand nombre et les appliquer tous les jours, au besoin, et pendant plusieurs semaines de suite.

Si on laissait les ventouses plus de vingt ou trente minutes, la peau se couvrirait, la plupart du temps, d'ampoules comme celle des vésicatoires. Pour détacher les ventouses, il faut souvent appuyer fortement le doigt, sur le bord du vase, pour y faire pénétrer l'air.

Appliquées, au nombre de cinq ou six, à la nuque ou entre les épaules, au début d'un accès de fièvre, les ventouses peuvent le faire cesser à l'instant même.

Au bas des épaules, ou sur le ventre, elles enlèvent habituellement, ou diminuent beaucoup, les douleurs de reins, de vessie, les coliques. A l'épigastre (creux de l'estomac), elles font cesser non-seulement beaucoup de douleurs d'estomac, mais aussi beaucoup de douleurs de tête. Elles conviennent également contre un grand nombre d'apoplexies ; mais alors, outre l'épigastre, on en couvre l'intérieur des cuisses et les jambes. Appliquées plusieurs jours de suite aux cuisses, elles font souvent revenir les règles. On les oppose avec succès aux accidents, quelquefois si graves, produits par le déplacement de la goutte ou du rhumatisme.

LES BAINS. — Dès que l'homme sauvage ou civilisé peut disposer d'une rivière, d'un lac ou d'un étang, il en profite, dans les saisons chaudes et tempérées surtout, pour s'y baigner ; les bains sont donc connus et employés depuis la plus haute antiquité ; en nettoyant la peau des saletés qui la couvrent, qui diminuent et altèrent ses sécrétions, ils sont certainement un des meilleurs et des plus puissants moyens de conserver, de rétablir la santé.

Presque toujours, dans les maladies aiguës, et très souvent dans les maladies chroniques, la peau est beaucoup plus chaude qu'elle ne devrait l'être ; cette chaleur anormale est tantôt générale, tantôt partielle ; les bains tièdes ont l'avantage de diminuer cette chaleur, là où elle est trop développée, et de ramener la peau de tout le corps à une température uniforme et convenable. C'est encore ce que le bain tiède produit quand, dans les affections rhumatismales chroniques et les névralgies chroniques, comme la sciatique, par exemple, le membre malade est plus froid que le membre sain le membre refroidi emprunte à l'eau du bain sa chaleur ; il arrive bientôt ainsi à reprendre sa température normale. Si le bain est suffisamment prolongé, dans l'un ou l'autre cas, il peut produire les effets les plus durables et les plus heureux.

Vous qui me lisez, vous avez tous entendu parler des machines électriques ; eh bien ! tous les êtres organisés, plantes et animaux, sont de puissantes machines électriques, notre fluide nerveux n'est pas autre chose que l'électricité dégagée par tous les actes de la vie, mais surtout par les sécrétions, et comme la peau est le plus puissant de nos sécréteurs, c'est elle qui produit la plus grande quantité de notre fluide nerveux ; eh bien ! dans les maladies où le fluide nerveux se porte en trop grande quantité, au cerveau, par exemple, et produit la folie, ou même tout simplement un état de congestion nerveuse et sanguine, le bain tiède très prolongé et continué aussi longtemps que le nécessite la maladie, est encore, dans ces cas, le remède le plus puissant et le plus sûr, parce que, soutirant continuellement de la peau une partie de l'électricité qu'elle produit sans cesse, ce bain finit ainsi par rétablir l'équilibre entre les puissances nerveuses.

Le bain chaud convient dans une foule d'affections chroniques, dans toutes celles surtout qui ont le refroidissement total ou partiel de la peau pour principal caractère. Le bain est chaud depuis 32 jusqu'à 40 degrés centigrades. Le bain très chaud est un de nos remèdes les plus énergiques. C'est le calmant par excellence de la plupart des violentes douleurs. Fischer, cité par Martinet, le prescrivait avec le plus grand succès, même dans le traitement des fluxions de poitrine.

Le bain doit être d'autant plus court qu'il est plus chaud : je le prescris souvent depuis 41 jusqu'à 47 degrés centigrades. Le malade s'assied dans une baignoire, dans le fond de laquelle il y a dix ou quinze centimètres seulement d'eau à 36 ou 38 degrés, on en ajoute rapidement de la plus chaude, de manière à obtenir en trois ou quatre minutes au plus, la température prescrite: je fais presque toujours sortir alors le malade du bain, dont je surveille moi-même l'administration. Un médecin seul peut prescrire ce remède héroïque, et encore, à la condition d'être présent pendant qu'on l'administre. Le bain très chaud a une action bien plus puissante que celle d'une étuve à la même température, par suite de la grande différence qui existe entre la densité de l'eau à l'état liquide et à l'état de vapeur.

En sortant de ces bains, les malades doivent avoir du linge bien chaud pour s'essuyer, et, autant que possible, un lit chauffé près de leurs baignoires. Il vaut mieux ne pas dormir après le bain, de peur d'avoir la tête lourde au réveil. Une demi-heure de lit suffit ordinairement, même quand on sue beaucoup. La sueur est souvent une chose excellente, mais quand elle est immodérée, elle rend le sang trop fluide et elle affaiblit beaucoup.

Souvent on ajoute à l'eau du bain tiède des médicaments qui en modifient beaucoup l'action. Ainsi, on prescrit aux chlorotiques des bains tièdes rendus ferrugineux par l'addition de 100 ou 120 grammes de sulfate de fer, plus connu sous le nom de couperose verte; aux enfants pâles et faibles, aux personnes débiles que le fer ne fortifie pas, et contre plusieurs maladies de la peau, on fait prendre des bains sulfureux, en ajoutant à l'eau de ces bains, depuis 30 jusqu'à 120 grammes de sulfure concret de potasse, connu aussi sous le nom de foie de soufre. La plupart des dartres humides et les maladies syphilitiques constitutionnelles, se guérissent souvent à l'aide de bains pris dans des baignoires de bois et auxquels on ajoute 16 grammes et plus de deutochlorure de mercure, dissous dans quantité suffisante d'alcool; mais les pharmaciens ne doivent jamais donner ce médicament, à quelque dose que ce soit, sans une ordonnance de médecin.

On rend le bain alcalin en y ajoutant de 120 à 200 grammes de forte soude du commerce, mais si l'eau du bain était crue, si elle contenait beaucoup de plâtre, de carbonate de chaux, de magnésie, il faudrait augmenter la dose de la soude, ou plutôt employer le silicate de soude soluble, qui précipiterait à la fois la chaux et la magnésie. Les bains alcalins activent singulièrement les fonctions de la peau, ils guérissent quelques-unes de ses maladies, ils abrégent beaucoup la durée de l'accès de goutte et aident à prévenir la plupart des apoplexies.

Le bain de savon (savon mou 150 à 200 grammes, savon ordinaire 4 à 500 grammes) est un bain alcalin.

On combat les affections scrofuleuses avec des bains iodurés (iode 8 grammes, iodure de potassium 16 grammes) et des bains sulfureux (sulfure de potasse sec ou de soude, 120 grammes), dissous dans quantité suffisante d'eau.

Les bains auxquels on ajoute une décoction de quinquina et de tan (quina gris 400 grammes, écorce de chêne en poudre concassée 1,000 grammes bouillis, pendant trois heures, dans quantité suffisante d'eau et dans une chaudière de cuivre) guérissent beaucoup de fièvres intermittentes, les fièvres larvées surtout, souvent si difficiles à reconnaître et qui peuvent cependant triompher des constitutions les plus robustes. On peut, par économie, réchauffer quatre ou cinq jours de suite les bains de quinquina. On peut rester d'une à deux heures dans tous ces bains médicamenteux.

Quelques médecins prescrivent encore l'infusion de 500 grammes de fleurs de tilleul ou de sureau dans le bain ; on y ajoute souvent aussi des substances émollientes, telles que l'eau de guimauve, de son, de graine de lin, l'huile d'olive ou d'amandes.

La farine de moutarde change le bain en un puissant révulsif. On l'emploie utilement, entre autres, dans certains cas graves de maladies éruptives, mais c'est au médecin qu'il appartient surtout de le prescrire. L'action du bain de pied sinapisé est connue de tout le monde. On emploie ce bain contre les pesanteurs et les douleurs de tête, quand on redoute une attaque d'apoplexie, quand on veut ramener l'accès de goutte aux pieds, ou bien rétablir les règles. On l'emploie encore contre les maux de gorge et contre beaucoup d'accidents de la poitrine, contre ceux-là, surtout, qui arrivent aux personnes dont les jambes sont habituellement froides. On prépare le bain de pieds en délayant 120 grammes de farine de moutarde, dans 3 ou 4 litres d'eau tiède, à laquelle on ajoute ensuite quantité suffisante d'eau chaude. Il ne faut pas prolonger le bain de jambes sinapisé au delà de dix à quinze minutes.

La plupart des médicaments solubles dans l'eau peuvent modifier utilement l'action des bains. C'est au médecin à les prescrire quand il le juge convenable.

LES CATAPLASMES. — Les cataplasmes sont composés de poudres, de farines, de pulpes cuites en bouillie épaisse, avec de l'eau, du lait, des décoctions de plantes émollientes ou autres, auxquelles on ajoute souvent de l'huile, du beurre frais ou du saindoux, qui ont la propriété de mieux distribuer la chaleur. On applique les cataplasmes sur les différentes parties du corps ; on les étend sur du linge, ou entre deux linges, sur des étoupes, de la ouate, etc. On les recouvre souvent, si on veut entretenir sur la partie malade une température élevée, de flanelle ou de toile cirée. Si on n'a besoin que d'une température tiède, on se borne à changer les cataplasmes deux fois par jour pour les empêcher de s'aigrir.

Si vous prescrivez des cataplasmes froids, faites-les renouveler fréquemment ou faites-les arroser d'eau fraîche, sans quoi ils se réchaufferaient très vite au contact du corps. Ce que j'ai dit de l'action des bains s'applique parfaitement, mais sur une moindre échelle, à l'action des cataplasmes.

Cataplasmes adoucissants. — Mie de pain tendre, 250 grammes. Faites bouillir dans un litre de lait récent, en agitant souvent le mélange. Quand il sera réduit en bouillie épaisse, vous le retirerez du feu, en y ajoutant 50 grammes d'huile d'olive, d'huile douce, de beurre frais ou de saindoux.

Racine de guimauve, 90 grammes; feuilles de mauve et de seneçon, de chaque, une poignée; semences de lin, 30 grammes. Faites cuire dans un litre d'eau, passez à travers un linge, remettez la décoction sur le feu, et ajoutez-y quantité suffisante de farine d'orge pour réduire le tout en bouillie épaisse, à laquelle vous ajouterez 50 grammes d'huile douce ou de graisse.

Farine de graine de lin, 150 grammes; eau bouillante, quantité suffisante. Mêlez, en agitant bien le mélange.

Délayez 60 grammes de fécule de pommes de terre dans un verre d'eau froide, jetez le tout dans un demi-litre d'eau bouillante, en agitant bien le mélange, puis retirez du feu.

Le seneçon, cuit au lait, à l'eau ou au saindoux, est encore un cataplasme adoucissant

On emploie, comme cataplasme, une omelette dans laquelle on a mêlé beaucoup de saindoux et que l'on cuit dans cette graisse. On l'applique très chaude sur les hernies douloureuses, surtout sur les hernies étranglées. On verra, un peu plus loin, comment agit ce remède empirique, qui est souvent suivi de très heureux résultats.

On ajoute aux cataplasmes adoucissants des substances narcotiques, calmantes : ainsi, on les prépare avec de la décoction de têtes de pavot (trois ou quatre de ces têtes bouillies pendant vingt minutes dans un litre d'eau), ou bien avec de la décoction de feuilles de belladone, de digitale pourprée, d'aconit. On prépare encore des cataplasmes avec les feuilles de jusquiame, de morelle, de douce-amère, de stramonium ou pomme épineuse. On arrose aussi les cataplasmes adoucissants avec du laudanum.

Pour hâter la suppuration, on recouvre la partie malade de cataplasmes dits maturatifs.

Farine de fève et de fenugrec, de chaque, 60 grammes. Faites une bouillie, avec quantité suffisante de décoction de racine de guimauve; quand la bouillie sera cuite, délayez-y 30 grammes d'onguent basilicum.

On applique, en cataplasmes, les pulpes froides de navets, de carottes, de pommes de terre, de betteraves.

L'eau végéto-minérale, dans laquelle on délaye, à froid, de la farine de graine de lin, ou mieux, de la bouillie épaisse et froide de cette farine, sert encore à préparer des cataplasmes que l'on peut employer, entre autres, contre les entorses légères.

On prépare aussi des cataplasmes avec les feuilles de tanaisie, d'absinthe, avec le semen-contra, pour en couvrir le ventre des malades, quand on soupçonne la présence de vers et qu'on redoute, sur l'estomac, l'action des vermifuges.

La farine de moutarde, délayée dans de l'eau tiède, forme encore un cataplasme qu'on laisse de dix à trente minutes seulement, en le changeant plusieurs fois de place, quand cela est nécessaire. On l'emploie, le long des membres inférieurs, pour combattre les douleurs de tête, de poitrine, quand ces dernières sont rhumatismales surtout. On couvre, de cataplasmes de moutarde, les pieds, les genoux, les mains, pour y rappeler la goutte quand elle se porte à l'intérieur du corps, ainsi que nous le verrons plus loin.

L'ail pilé agit comme la moutarde et très activement aussi, mais il offense moins profondément la peau. Quand on le laisse assez longtemps pour produire un vésicatoire, ce dernier se guérit vite.

LES FOMENTATIONS. — Les fomentations agissent comme les bains et les cataplasmes. Ce sont des liquides tièdes ou chauds, que l'on applique sur les différentes parties du corps, à l'aide d'un linge ordinairement plié en plusieurs doubles, d'une flanelle ou d'une éponge. On recouvre ces applications de flanelle sèche ou de toile cirée, pour les empêcher de se refroidir. Bien moins lourdes que les cataplasmes, on leur donne la préférence, quand il faut agir sur de larges surfaces, principalement sur le ventre et la poitrine, ou sur des parties devenues tellement sensibles, qu'une pression, même légère, ne peut plus être supportée.

Les décoctions mucilagineuses de plantes narcotiques, astringentes, fébrifuges, etc., etc., sont utilement employées en fomentations. On les renouvelle plus fréquemment que les cataplasmes.

On fait des fomentations avec l'eau froide pure, mélangée à du jus de citron, ou à du vinaigre, dans la proportion d'un quart de ce dernier. Les fomentations acidules et froides sont souvent d'une très grande utilité, comme on va le voir plus loin.

LA CHALEUR. — L'action des bains, des cataplasmes, des fomentations, est due en partie à la chaleur ; mais on peut employer cette dernière d'une manière plus immédiate, plus directe, à la guérison d'un certain nombre de nos maladies. Si la chaleur sèche, s'élevant à 55 ou 60 degrés centigrades, produit promptement la perte de l'irritabilité et la mort chez les mammifères, quand elle leur est appliquée d'une manière continue ; à 36 degrés centigrades seulement, à une articulation, à un membre, à une partie du tronc, au nez, à la gorge, à la face, elle amène beaucoup plus promptement la cicatrisation d'une plaie ancienne ou récente. Elle fait cesser les plus violentes douleurs ; elle ramène la peau enflammée de l'érisipèle et de plusieurs dartres à son état normal ; elle dissipe le gonflement des membres, qu'il soit produit par l'inflammation ou l'infiltration ; elle guérit les tumeurs blanches et même, dit-on, les pleurésies et les péritonites. On peut l'employer aussi contre une foule de maladies des organes génitaux, des reins, de la vessie ; mais comme il faut dans tous ces cas des appareils et une bonne direction pour leur meilleur emploi, c'est à son médecin qu'il faut en appeler alors, dans les cas pressants, et quand on n'a pas d'appareil à incubation, on peut substituer les douches de vapeur à la chaleur sèche. On fait faire, par son ferblantier, une petite chaudière contenant deux tiers de litre, que l'on remplit d'eau bouillante et que l'on ferme, au moyen d'un couvercle semblable à celui d'un alambic. Au-dessous se trouve une lampe à esprit-de-vin que l'on allume, et bientôt on a un jet de vapeur que l'on dirige sur la partie malade à l'aide d'un manche qui tient à l'appareil ; on s'assure souvent, à l'aide de la main, de la distance à laquelle cette vapeur peut être supportée, quand les malades eux-mêmes ne peuvent pas vous renseigner à cet égard. Nous verrons plus loin que, dans une foule de cas, ces douches de vapeur, si faciles à administrer, sont de la plus grande utilité, et, entre autres, pendant les épidémies de croup.

LES TISANES. — Les tisanes sont un précieux moyen dans le traitement des maladies ; mais il faut qu'elles soient bien préparées, puisque, trop souvent, elles sont l'unique boisson et même l'unique aliment des malades. Je vais indiquer ici la manière de les faire.

Tisane d'orge. — Lavez à l'eau froide 32 grammes d'orge mondé ou perlé ; faites-le bouillir dans un litre d'eau jusqu'à ce qu'il soit crevé ; sucrez ensuite avec 20 grammes de sucre ou une once de sirop. Beaucoup de personnes préfèrent la racine de réglisse ou le miel. Si vous n'avez pas d'orge mondé ou perlé, prenez de l'orge ordinaire, et jetez la première eau quand ses grains commenceront à crever. On prépare de la même manière la tisane d'avoine mondée et la tisane de riz.

Tisane de gomme. — Gomme du Sénégal en morceaux, et non pas en poudre, 32 grammes ; faites fondre à une douce chaleur dans un litre d'eau ; passez ensuite à travers un linge, et sucrez comme la précédente.

Tisane de guimauve. — Racines de guimauve sèche, 32 grammes ; racines de réglisse, 10 grammes ; concassez légèrement ces racines, et laissez-les infuser à froid dans un litre d'eau, pendant une demi-heure.

Tisane de chiendent. — Racines de chiendent coupées et lavées dans l'eau bouillante, 32 grammes ; faites bouillir pendant dix minutes dans un litre d'eau ; ajoutez 8 grammes de racines de réglisse, en retirant la décoction du feu ; après un quart d'heure d'infusion, passez à travers un linge.

Tisane de fleurs de tilleul. — Fleurs de tilleul, 8 grammes ; eau bouillante, 1 litre ; jetez l'eau bouillante, sur les fleurs dans un vase muni de son couvercle ; au bout d'un quart d'heure, passez à travers un linge et sucrez. Vous préparerez toutes les tisanes de fleurs de la même manière.

Tisane de houx. — Feuilles de houx, 32 grammes ; eau, 1 litre ; faites bouillir pendant un quart d'heure ; passez et sucrez. Vous préparerez de la même manière toutes les tisanes de feuilles non aromatiques, en réduisant, au quart du temps, l'ébullition des feuilles tendres, comme celles de la bourrache ou celles de la chicorée.

Tisane de racines de chicorée. — Racines sèches de chicorée, 20 grammes ; concassez-les, et versez sur elles un litre d'eau bouillante, laissez infuser trois heures, passez et sucrez. Vous préparerez de la même manière les tisanes de racines d'asperge, de fraisier, d'ache, d'angélique, de patience, de saponaire, de charbon bénit, celles d'écorces de quinquina, de seconde écorce d'orme, de sureau et de bourgeons de sapin.

Limonade, orangeade. — Enlevez le zeste du citron ou de l'orange, coupez le fruit en tranches, et jetez-le dans un litre d'eau bouillante : après une demi-heure d'infusion, sucrez. On prépare de même la tisane de pommes, mais san peler ce fruit.

LES LAVEMENTS. — Nous verrons plus loin que la constipation est très utile à beaucoup de personnes, mais elle est nuisible aussi à beaucoup d'autres, qui doivent la combattre par le régime et les lavements à l'eau tiède ou froide ; ce sont celles surtout qui ont des maladies du cœur, des anévrismes, des maladies de vessie, des abaissements ou des maladies de matrice, et qui doivent éviter avec soin, soit de violents efforts pour aller à la garde-robe, soit ces efforts et la distension trop grande du rectum par des matières dures, qui peuvent exercer dans leur voisinage des pressions douloureuses. Les enfants constipés, quel que soit leur âge, se trouvent aussi très bien de lavements ; la liberté du ventre chez eux est d'une grande importance.

On donne, aux personnes très affaiblies, des quarts ou des demi-lavements de bouillon, de lait, d'eau et de vin. Ce dernier agit par le gros intestin, plus énergiquement encore que par l'estomac. Enfin, on se sert de lavements pour introduire dans l'intestin des substances médicamenteuses, dont l'action, souvent très puissante, ne fatigue cependant pas l'estomac. Une demi-heure avant de prendre un de ces lavements, on en prend un d'eau tiède, que l'on rend, afin de pouvoir garder le second.

Lavement adoucissant. — Racines de guimauve, 16 grammes ; eau commune, un demi-litre ; faites bouillir pendant un quart d'heure, et ajoutez 30 grammes d'huile d'olive ou d'huile douce. Le prendre tiède, comme tous ceux qui vont suivre.

Lavement d'amidon. — Amidon, 16 grammes ; délayez dans un peu d'eau froide ; puis dans eau bouillante, 250 grammes, un quart de litre.

Lavement avec le pavot. — Tête de pavot, 20 grammes ; eau bouillante, un demi-litre ; brisez la tête de pavot en petits morceaux, et jetez-la dans l'eau, où elle infusera pendant deux heures ; passez ensuite, et délayez 16 grammes d'amidon dans l'infusion.

Lavement de quinquina. — Écorce de quinquina, 30 grammes ; eau commune, un demi-litre; faites bouillir pendant vingt minutes, et passez.

Lavement vermifuge. — Mousse de Corse, 30 grammes; eau, 500 grammes; faites bouillir pendant un quart d'heure; passez, et ajoutez 30 grammes d'huile de ricin délayée dans un jaune d'œuf.

Lavement irritant à donner aux noyés. — Feuilles de tabac, 30 grammes; eau commune, un demi-litre; faites bouillir pendant un quart d'heure; passez; faites fondre 60 grammes de sel commun dans la décoction, et ajoutez-y 8 grammes de térébenthine délayée dans un jaune d'œuf.

LES SUPPOSITOIRES. — Les suppositoires sont encore de très bons moyens de vaincre les constipations opiniâtres, habituelles; celles surtout qui se prolongeraient indéfiniment sans eux, par suite du rétrécissement de l'anus. On en prépare en pharmacie avec différentes substances indiquées par les médecins; mais on en fait de très bons avec un morceau de savon taillé en olive, un bout de chandelle plus ou moins grosse, ou une carotte que l'on ratisse, jusqu'à ce qu'elle n'ait que la grosseur des matières à rendre, que l'on graisse ensuite avec un peu de beurre ou d'huile, et que l'on introduit dans le fondement jusqu'à une profondeur de quatre ou de cinq centimètres. On laisse ce suppositoire à demeure pendant quinze ou vingt minutes; on prend ensuite un lavement d'eau tiède. On continue ce traitement, aussi longtemps que le nécessite l'état du malade.

Je terminerai ce chapitre, en mettant à la disposition de mes lecteurs, la meilleure, la plus puissante des médecines et la moins dispendieuse : la sobriété, le travail, et l'eau en boisson.

***

CHAPITRE III

Maladies de la peau.

Un trop long séjour au lit, un refroidissement, la malpropreté, les aliments âcres ou trop salés, les boissons trop alcooliques, les aliments insuffisants par leur mauvaise qualité ou leur quantité, l'obscurité et l'humidité des logements, la colère et la tristesse, sont, avec l'hérédité, les causes les plus actives des maladies de la peau qui n'ont pas une origine vénérienne.

Le refroidissement de la peau est celle de ses maladies que nous négligeons le plus, par suite de l'ignorance où nous sommes de son importance et des maux sans nombre qu'elle entraîne à sa suite. Elle est la cause la plus commune des maladies de la poitrine et d'un certain nombre de fièvres graves ; elle est aussi la cause la plus active du rhumatisme articulaire, des douleurs rhumatismales et névralgiques. Quand le refroidissement de la peau supprime une sueur habituelle aux pieds, aux mains, aux aines, aux aisselles, à la tête ou ailleurs, il peut amener l'inflammation aiguë ou chronique de l'estomac, des intestins, du foie, des reins, de la vessie, de la matrice et des centres nerveux. Une fois la peau refroidie dans une portion plus ou moins grande de son étendue, *elle peut rester des années entières* sans reprendre sa chaleur normale. C'est ce que l'on remarque bien surtout dans la sciatique. Il faut donc se hâter de réchauffer la peau refroidie ; en voici les moyens :

Si le refroidissement est récent, dès que l'estomac sera libre, il faudra prendre un bain chaud alcalin, comme nous l'avons indiqué dans les chapitres précédents. Ce bain sera d'autant plus court qu'il sera plus chaud. A 37 degrés centigrades on y restera de 5 à 15 minutes seulement ; à 34 1/2 ou 35 degrés, la plupart du temps on pourra y rester d'une à deux heures. On prendra le bain d'autant plus chaud que l'on aura plus à craindre une inflammation aiguë, comme suite du refroidissement. En sortant de ce bain, un lit bien chauffé et bien couvert est indispensable. A défaut de bain entier, on prendra des bains chauds de jambes et d'avant-bras, on se fera faire de fortes frictions sur tout le corps, on s'enveloppera de vêtements chauds, ou, mieux encore, on se couchera, comme si l'on sortait du grand bain dont je viens de parler. Les infusions chaudes de fleurs de tilleul, de bouillon blanc, de sureau, de thé, conviennent beaucoup aussi aux personnes qui viennent de se refroidir.

Si le refroidissement est ancien, s'il remonte à plusieurs mois, par exemple, il faudra bien plus longtemps pour en triompher et pour réparer les troubles, plus ou moins graves, qu'il aura pu causer. Ce seront toujours des bains entiers ou partiels, chauds et alcalins, ou des étuves, qu'il faudra prescrire, ainsi que des frictions sèches et des vêtements plus chauds ; mais comme alors il existe presque toujours de graves complications, et que, d'un autre côté, le malade a besoin d'être encouragé, soutenu par quelqu'un jouissant de toute sa confiance, il faut que le médecin soit consulté et qu'il dirige tout le traitement.

—Les engelures, maladie à peu près spéciale à l'enfance et à la jeunesse, sont un des produits du refroidissement de la peau : elles sont souvent très douloureuses, et quand elles attaquent les mains des jeunes filles, elles les déforment quelquefois pour la vie. On prévient les engelures en faisant, dès le commencement de l'automne, sur les parties exposées à ce mal, un usage quotidien de lotions avec du vin, de l'eau-de-vie camphrée, de l'eau de Cologne étendue dans quinze ou vingt fois son volume d'eau ; en baignant ces parties, le matin et le soir, pendant 15 ou 20 minutes, dans de la décoction d'écorces de jeunes chênes (tan), 5 grammes par litre, ou dans de l'eau contenant 5 grammes d'alun aussi par litre. Ces bains peuvent encore être employés contre les engelures déjà développées. On peut recouvrir ces dernières de linges trempés dans l'eau végéto-minérale. On panse leurs ulcérations, quand elles sont légères, avec du cérat de saturne et avec de l'onguent styrax.

Dans toutes les classes de la société, on rencontre des personnes dont la peau est très irritable, qui se sèche ou rougit, et se couvre de dartres farineuses à la suite des moindres excitations. Les bains frais, quand on a la poitrine bonne, les bains tièdes, si on ne peut pas supporter les premiers, pris une fois au moins par semaine, de 20 minutes à une heure de durée, sont excellents dans ce cas et conviennent, du reste, à tout le monde, non-seulement pour nettoyer la peau de tout ce qui la salit et la mettre à même de remplir plus facilement ses fonctions, mais aussi pour éloigner les dartres de tous genres, souvent si difficiles à guérir et si laides à voir.

A défaut de bains, on se lavera de la tête aux pieds, une fois au moins par semaine, et tous les matins on se lavera la face, le cou, le haut de la poitrine et les bras, avec de l'eau fraîche bien pure.

On recommande de laver les peaux délicates, habituellement farineuses, avec de l'eau distillée de fraises ou de fleurs de tilleul, avec de la décoction récente de riz. Quelques femmes, celles surtout dont la peau se sèche et se gerce facilement, se lavent la figure, les avant-bras et les mains, avec de la crême fraîche au moment de se coucher, et s'essuient doucement ensuite avec un linge fin. Les dames romaines, au temps de l'empire, pour conserver la fraîcheur de leur teint et effacer leurs rides, se couvraient la figure, pendant la nuit, avec des cataplasmes de mie de pain cuite dans du lait. Dans le même but, on délaye un jaune d'œuf dans de l'eau, on s'en lave la figure, et quand cette préparation est sèche, on l'enlève à l'aide d'une éponge trempée dans l'eau tiède. Si la peau est grasse, on la lave avec une décoction de roses de Provins, à laquelle on ajoute un peu de teinture de benjoin.

L'eau cosmétique suivante est une très bonne préparation ; on s'en lave la figure, le soir, avant de se coucher ; elle réussit aussi contre les dartres légères :

Pâte d'amandes douces, 7 grammes ; eau de roses et de fleurs d'oranger, de chacune, 200 grammes. Faites une émulsion, ajoutez-y 3 grammes 1/2 de teinture de benjoin, et si la peau n'est pas trop irritable, 3 grammes 1/2 de borax.

— La rougeole est une maladie épidémique et contagieuse ; elle dure de sept à huit jours, n'attaque habituellement qu'une fois pendant la vie, et presque exclusivement pendant l'enfance ou la jeunesse. Elle est caractérisée par une inflammation légère de la peau, qui se couvre de petites taches roses ou rouges, semblables à des morsures de puces. Ces taches paraissent du troisième au cinquième jour, et disparaissent ordinairement le sixième ; la peau devient alors un peu farineuse. La rougeur est précédée, pendant quelques jours, et accompagnée par de la fièvre, du rhume de cerveau, de la pesanteur de tête, des maux de gorge, de la toux, des saignements de nez, et assez souvent par des douleurs abdominales, des coliques et du dévoiement ; quelquefois elle provoque des convulsions, chez les jeunes enfants surtout.

La rougeole est, la plupart du temps, très

bénigne ; il suffit de tenir les malades dans une chambre modérément chaude, de ne pas les couvrir plus qu'à l'ordinaire. On les tient à la diète pendant, un, deux ou trois jours ; on leur fait boire des tisanes adoucissantes, d'orge, de gomme, des infusions de fleurs de violettes, de bouillon blanc, de tilleul, de coquelicot ou de guimauve. La maladie terminée, il faut que les convalescents gardent la chambre pendant un mois en été et six semaines en hiver, car le moindre refroidissement pourrait alors occasionner des accidents graves et souvent mortels

Il y a des épidémies de rougeole qui sont moins bénignes et où les soins du médecin sont toujours indispensables ; ils le sont toujours quand la rougeole attaque des personnes adultes. En attendant l'arrivée de son médecin, si les accidents se portent vers la tête, on appliquera aux pieds, des cataplasmes chauds de farine de graine de lin, qu'on renouvellera souvent. On graissera plusieurs fois, dans la journée, le front avec de l'huile d'olives ou du beurre frais. Si le malade est constipé, on lui donnera un ou plusieurs lavements adoucissants. Si c'est la gorge et la poitrine qui sont prises, on les couvrira de fomentations chaudes émollientes ou de cataplasmes émollients, et on donnera d'heure en heure une demi-cuillerée ou une cuillerée à bouche, suivant l'âge, de la potion suivante

Faites bouillir pendant 20 minutes une demi-tête de pavot si elle est grosse, une tête entière si elle est petite, dans un quart de litre d'eau, que vous sucrerez au goût du malade. Vous éloignerez les doses de ce remède, à mesure que les accidents se calmeront. Si la poitrine était gravement prise, avant l'arrivée du médecin, vous appliqueriez un vésicatoire de la largeur de la main du malade sur la partie la plus douloureuse, et à défaut de vésicatoire ordinaire, vous vous serviriez d'ail pilé. Aux douleurs violentes du ventre, vous opposeriez la même potion, des ventouses et des fomentations. Dans ces complications de la rougeole, la diète absolue est indispensable.

— On connaît, sous le nom de roséole, une fièvre éruptive qui ressemble tellement à la rougeole, que des médecins eux-mêmes peuvent quelquefois s'y tromper. C'est une maladie habituellement légère, se terminant au bout de quelques jours, sans être accompagnée de rhume de cerveau, de toux, du moins sous une forme aussi grave que dans la rougeole ; elle débute par des alternatives de frisson et de chaleur, des douleurs de tête, de la somnolence, quelquefois du délire. Le repos au lit, les boissons adoucissantes, suffisent le plus souvent au traitement de cette maladie. Dans les saisons froides surtout, les malades feront bien de garder la chambre pendant trois semaines après leur entrée en convalescence.

— Le pemphigus est caractérisé par des démangeaisons bientôt suivies de plaques rouges sur lesquelles se forment des bulles jaunâtres, transparentes, dont le volume varie de la grosseur d'un pois à celle d'un œuf, et qui se sèchent au bout d'un jour ou deux. Cette maladie est habituellement peu grave et se guérit seule.

— L'urticaire consiste dans des élevures sur la peau, semblables à celles que produisent les orties; elle paraissent et disparaissent avec rapidité, en causant une démangeaison très forte. Cette maladie est presque toujours sans gravité, et elle ne nécessite aucun traitement quand elle n'a pas de complications.

— La scarlatine est habituellement beaucoup plus dangereuse que la rougeole. On doit toujours, quand on le peut, en confier le traitement à un médecin, et cela sans aucun retard, car dans ses formes les plus graves, quand elle n'est pas convenablement soignée, elle peut tuer du premier au second jour, et ses formes les plus légères, en apparence, peuvent facilement revêtir la plus grande gravité.

Elle attaque plutôt les enfants et les jeunes gens que les personnes âgées; les femmes en couche y sont assez exposées quand elle règne. Elle est très contagieuse, et pendant plusieurs semaines, les malades en pleine convalescence peuvent encore la communiquer.

Son début, quand elle doit avoir une certaine gravité surtout, est caractérisé par de la tristesse et de la pesanteur de tête, de la raideur dans le cou et dans les mâchoires, des douleurs lombaires, l'altération de la voix qui devient rauque, des frissons, de fortes chaleurs, une accélération extraordinaire du pouls, la rougeur et le gonflement des amygdales et de la luette, la rougeur du palais et de la langue.

Dans la scarlatine légère, l'éruption se fait à la fin du premier jour ou au commencement du second ; dans la scarlatine grave, tantôt, dès le premier jour, le malade est rouge comme une écrevisse cuite, tantôt la rougeur n'arrive que le troisième et même que le quatrième jour. C'est aux avant-bras et aux mains que les taches commencent ; elles s'étendent peu à peu à tout le corps et sont d'un rouge écarlate. Ces taches disparaissent au bout de quatre ou cinq jours, puis l'épiderme se détache en larges plaques. Quand la chute de l'épiderme ne se fait pas bien, la fièvre reparait souvent avec de graves affections de la poitrine, des excoriations au siége, et la mort arrive au lieu de la convalescence. D'autres succombent à des accidents cérébraux accompagnés de délire ; d'autres à des suppurations internes ou à différentes espèces d'hydropisie.

En attendant l'arrivée du médecin, toujours indispensable, comme nous l'avons déjà dit, pour le traitement de la scarlatine, il faut coucher le malade dans une chambre grande, sèche, bien aérée et d'une température douce, autant que cela sera possible. Son lit ne sera pas plus couvert que de coutume, et il sera fait de manière à ce que la tête soit opposée au jour. D'épais rideaux aux fenêtres doivent empêcher la lumière d'être trop vive. On fera boire au malade de la tisane de bourrache, de chiendent, d'orge ou de gomme ; on le tiendra à la diète, on lui donnera tout au plus quelques cuillerées de lait caillé chaque jour, soit une cuillerée toutes les deux ou trois heures s'il est bien supporté.

Dans les accidents graves, avec délire, rougeur intense de la peau, je n'hésite pas à prescrire des bains tièdes d'une à plusieurs heures de durée, en y revenant plus ou moins souvent, suivant l'état du malade.

Quand un bain tiède est nécessaire à un fébricitant, il faut que le bain soit d'abord assez chaud pour qu'en y entrant, le malade n'éprouve pas la moindre sensation de froid, sans cela il aurait des frissons violents, et son mal redoublerait au lieu de diminuer. Ainsi, dans le cas dont nous nous occupons, le bain aura d'abord de 37 à 38 degrés centigrades, pour le laisser tomber peu à peu à 35 ou 34 degrés, si cette dernière température est supportée. Tant qu'on verra le bain diminuer les accidents, il y aura avantage à le prolonger, si les forces du malade le permettent ; il se gargarisera souvent avec de l'infusion de fleurs de sureau ou de mauves, à laquelle on ajoutera, par litre, deux cuillerées à bouche de vinaigre et quatre cuillerées de miel. On pourra, toutes les trois ou quatre heures, lui graisser le cou avec de l'huile d'olive ou du saindoux.

Si, dans la scarlatine grave, l'éruption disparaît, les bains chauds de moutarde, de dix à quinze minutes, peuvent être très utiles ; on leur donne 37 ou 38 degrés centigrades, et on met une livre de farine de moutarde dans le bain. C'est un remède héroïque qu'un médecin seul peut prescrire, et dont il doit surveiller lui-même l'administration.

Au moment où l'épiderme commence à se détacher, il faut bien se garder de croire que le péril soit complétement passé. Il faut, pendant longtemps encore, tenir les malades à l'abri de tout refroidissement, sous peine de les voir succomber à une hydropisie. Ils garderont donc le lit, pendant les quinze jours qui suivront le commencement de la chute de l'épiderme, en été, et ils le garderont trois semaines pendant l'hiver; ils resteront ensuite encore aussi longtemps dans leur chambre avant de sortir.

Dans la convalescence de la scarlatine, il faut, au moindre gonflement des membres, de la face ou du ventre, recourir aux purgatifs légers et aux diurétiques. On recommande alors la tisane suivante : racines de livèche et graines de genièvres, de chaque 15 grammes, espèces pectorales 5 grammes, jetez dans un litre d'eau bouillante, laissez cuire pendant deux minutes et sucrez ensuite pour tisane. On peut en faire aussi avec des racines d'asperges, de fraisiers, des feuilles de bourrache, de pariétaire, des barbes de maïs, sucrées avec du miel, de la réglisse ou du sucre, que les malades boiront pures ou légèrement nitrées : on mettra un gramme de sel de nitre seulement par litre de tisane, et moins si l'estomac le digérait mal. Les bains chauds et courts aident alors au rétablissement des fonctions de la peau.

Il faut, plusieurs fois par semaine, désinfecter la chambre des malades attaqués de scarlatine, à l'aide du procédé de Guyton-Morveau, dont j'ai parlé au commencement de cet ouvrage, en prenant garde de dégager trop de chlore à la fois, de peur de fatiguer leur poitrine. Ces fumigations, du reste, doivent être faites deux fois par semaine, au moins, dans leurs appartements par toutes les personnes prudentes, pour éloigner ou pour amoindrir beaucoup l'action de la contagion sur elles en temps d'épidémie.

— L'érysipèle est une affection inflammatoire de la peau, caractérisée par une rougeur uniforme de la région malade et une chaleur brûlante. La peau est tantôt gonflée, tantôt lisse et tantôt soulevée par des ampoules. L'érysipèle est quelquefois phlegmoneux, c'est-à-dire qu'il se forme des abcès souvent très vastes sous la région qu'il recouvre. Il est fréquemment accompagné par la fièvre ; il change aisément de place, et la figure est un des lieux qu'il choisit le plus volontiers. Il peut être occasionné par des causes externes, l'insolation ou coup de soleil, un vent froid, des frictions rudes sur une peau trop sensible, le contact de substances âcres, une écorchure, une blessure. Il est souvent le produit d'une cause interne qu'il faut étudier. Le défaut de renouvellement de l'air, dans la chambre des malades, l'occasionne souvent. Il faut toujours le considérer comme un accident sérieux qui mérite des soins intelligents et pour le traitement duquel on a souvent besoin des conseils de son médecin : on ne peut pas s'en passer lorsque l'érysipèle est accompagné de beaucoup de fièvre, de beaucoup de gonflement, de délire, ou lorsqu'il attaque un vieillard, un enfant, une personne faible ou déjà malade, un blessé. Tous ces cas peuvent être mortels quand le médecin n'est pas appelé au début de la maladie.

Dès que l'érysipèle commence, s'il est léger,

bornez-vous à le saupoudrer quatre ou cinq fois le jour avec de la farine de riz, de l'amidon, de la poudre de fleurs de sureau. Vous pouvez le laver toutes les heures avec le liniment oléo-calcaire composé de cinq cents parties d'eau seconde de chaux, et de soixante-quatre parties d'huile d'olive ou d'amandes douces, s'il revêt les apparences d'une brûlure, s'il se couvre d'ampoules. Vous pouvez encore le laver avec de l'eau acidulée par du jus de citron ou le recouvrir largement de substances grasses, soit d'huile d'olive, soit de saindoux, de beurre frais ou de crême fraîche, en renouvelant ces applications toutes les heures, si cela est nécessaire, pour que la peau en soit toujours enduite. Le sulfate de fer, à la dose de 60 grammes dans un litre d'eau, fait aussi un excellent topique contre l'érysipèle. On enveloppe la partie malade de linges maintenus constamment mouillés de cette solution, ou bien on graisse l'érysipèle avec la pommade suivante : sulfate de fer 10 grammes, axonge 40 grammes. La limonade, la tisane de pommes, de groseilles, le bouillon de veau, toutes les tisanes adoucissantes, conviennent dans l'érysipèle. Il faut quelquefois que le malade soit mis à une diète absolue ; dans les cas les moins graves, il mangera peu et des choses de facile digestion ; il gardera la chambre pendant tout le temps de sa maladie, quelque légère qu'elle soit, et si elle est grave, ou si elle attaque les parties inférieures du corps, il gardera son lit.

Dans les cas très graves, lorsque la tête est prise, que le malade délire, les bains tièdes prolongés pendant vingt ou trente heures, et les lotions acidules et fréquentes sur la face, réussissent très bien. Ils conviennent aussi contre les larges érysipèles du tronc ou des membres.

L'érysipèle dure ordinairement neuf jours; mais un léger refroidissement, lors même que l'érysipèle est presque guéri, suffit pour le ramener bien plus violent, bien plus redoutable qu'à sa première attaque.

— La suette miliaire est une maladie souvent épidémique, caractérisée par une sueur abondante et acide, bientôt suivie d'une éruption de vésicules de la grosseur d'un grain de millet, recouvrant la plupart du temps toute la peau, et qui sont habituellement remplies d'une sérosité transparente. Ces accidents sont compliqués d'une fièvre tantôt légère, tantôt plus forte, quelquefois continue, d'autres fois à redoublements bien marqués. Quand on l'abandonne à la nature, le sang devenant d'autant plus alcalin et plus liquide que la sueur dure davantage et est plus acide, finit bientôt par passer à travers les vaisseaux, à s'infiltrer dans tous nos organes, et à rendre ainsi la vie absolument impossible. C'est encore une de ces maladies pour lesquelles les soins et les conseils de son médecin sont indispensables. On la combat en administrant, au début, dix ou quinze centigrammes d'émétique dans trois verres d'eau tiède, pris de dix minutes en dix minutes, et en faisant boire, abondamment, de l'eau tiède après chaque vomissement; le lendemain on donne trente ou quarante grammes d'huile de ricin, et, le troisième jour, la maladie est guérie quand elle n'est pas caractérisée par des redoublements qui ont ordinairement lieu le soir. Dans ce dernier cas, il faut ajouter au traitement le sulfate de quinine pris dans les trois heures qui précèdent le redoublement. Vingt-cinq centigrammes de sulfate de quinine ; le double, si cela est nécessaire, dans cent vingt grammes d'eau, à laquelle on ajoutera une cuillerée de vinaigre et deux cuillerées de miel, ou trente grammes de sucre, feront, dans ce cas, une excellente potion à prendre par cuillerée à bouche, toutes les dix minutes.

La suette miliaire est une maladie habituellement très grave, et qui nécessite d'autant plus les soins du médecin, qu'elle est plus insidieuse, et qu'elle tue souvent, si on ne sait pas la combattre, quand même elle paraît très légère.

Pendant les épidémies de suette, aérez souvent vos maisons ; employez souvent aussi les fumigations de chlore ; faites répandre dans les fosses d'aisance et sur les amas de boue, qui peuvent exister dans votre voisinage, de l'eau contenant, en dissolution, du chlorate de chaux ou du sulfate de fer, connu aussi sous le nom de couperose verte ; détruisez, le plus possible, tous les foyers d'infection qui peuvent exister autour de vos demeures.

La miliaire vient souvent compliquer les autres maladies. Elle est fréquente chez les femmes en couche ; elle peut être une crise heureuse, mais chaque fois qu'elle se produit, il faut la considérer comme un accident très sérieux et qu'il

faut soumettre, sans retard, aux soins d'un médecin habile.

On la prévient, comme complication, par des
couvertures suffisantes, mais légères. Si rien ne
les contr'indique, les tisanes de feuilles de houx,
de racines de chicorée, d'écorce de quinquina,
de fleurs de camomille romaine et les bains tièdes
simples ou composés, sont encore d'excellents
moyens préventifs contre cette complication,
mais qu'un médecin seul peut ordonner. Quand
la miliaire est déclarée, il faut éviter avec soin
toute espèce de refroidissement. Si l'éruption
venant à disparaître, le cerveau ou la poitrine se
prenaient, il faudrait recourir aux bains chauds
d'abord, que l'on prolongerait, au besoin, pendant une journée entière, en en diminuant un
peu la chaleur si on voyait les accidents s'affaiblir pendant sa durée. Alors aussi on pourrait
conseiller les vésicatoires, la moutarde, pour
rétablir l'affection de la peau. L'électricité d'une
machine à induction, appliquée aux membres
inférieurs surtout, serait également très utile;
mais on comprend qu'un médecin seul puisse
prescrire ces moyens et en surveiller l'emploi.

— La petite vérole est une maladie contagieuse, épidémique qui, avant la découverte de l'inoculation et de la vaccine, attaquait un homme
sur deux, en tuait un sur six. Elle faisait donc
périr à elle seule le douzième de la population;
elle défigurait en outre, par de laides cicatrices,
deux fois plus de personnes qu'elle n'en tuait,
sans compter ceux qu'elle estropiait ou qu'elle
aveuglait si souvent. La petite vérole est un des

fléaux les plus redoutables de l'humanité ; on ne saurait trop s'armer contre elle.

Elle commence par une fièvre qui va en augmentant pendant trois jours, et qui est souvent accompagnée de nausées, de vomissements, de saignements de nez, de douleurs de tête ; l'haleine et l'urine ont une odeur putride. Chez les adultes il y a souvent alors du délire, et chez les jeunes enfants des convulsions épileptiformes

A la fin du troisième jour, on voit la peau du visage se couvrir de petites taches rouges, au centre desquelles, quelques heures plus tard, on sent comme un nœud un peu dur ; le cinquième jour il y a des taches semblables sur les mains ; le sixième elles s'étendent aux jambes et à tout le corps, puis la fièvre cesse.

Les boutons varioliques vont en augmentant de volume ; ils grossissent à leur base, s'entourent d'un cercle rouge ; on voit, à leur sommet, une vésicule remplie d'abord d'un liquide limpide, mais qui vient peu à peu jaunâtre ; le centre de la pustule est déprimé. Du septième au huitième jour, la fièvre reparaît ; c'est la fièvre de suppuration. La peau se tend, se gonfle et rougit, les paupières se boursoufflent et se ferment, tous les traits de la figure s'effacent, la tête n'est souvent plus qu'une boule informe, hideuse à voir ; les pustules se gonflent toujours plus, leur dépression centrale disparaît, ainsi que leur cercle rouge ; le pus qui les remplit, devient blanc et épais. Le dixième ou le onzième jour, on commence à distinguer un point obscur au sommet des pustules, elles se rompent à cet endroit, le pus sort et se change en croûtes, qui commencent à tomber vers le quatorzième jour, et la convalescence arrive.

Souvent la petite vérole est beaucoup plus grave; elle peut tuer déjà, dès les premiers jours de son invasion, mais c'est pendant la fièvre de suppuration qu'elle est surtout redoutable. Je n'ai parlé que de ses accidents les plus ordinaires; je n'ai pas dit le délire furieux de beaucoup de malades, leur odeur cadavéreuse, les abcès, les escares gangreneuses, les croûtes brunâtres et infectes qui les recouvrent; je n'ai pas dit non plus que, dans beaucoup d'épidémies, elle fait mourir la moitié des personnes qu'elle attaque.

On comprend qu'une aussi affreuse maladie, qui s'étend à l'économie entière, qui menace tous les organes, ne peut être convenablement soignée que par un médecin. Il faut, dès qu'elle débute, tenir le malade dans une chambre plutôt froide que chaude. Il faut faire en sorte que la température ne s'y élève pas au-dessus de quinze ou seize degrés centigrades, et en renouveler souvent l'air.

Pendant la première période de la petite vérole, le malade restera levé le plus longtemps possible. On lui lavera, plusieurs fois par jour, le visage avec de l'eau froide acidulée, de la limonade, par exemple, et les yeux avec de l'eau froide ordinaire; on ne le couvrira pas trop dans son lit; son oreiller sera en crin ou en paille, et il aura la tête et le haut du corps le plus élevés que l'on pourra, sans lui causer de fatigue ; s'il a beaucoup de cheveux, on les coupera ou on les éclaircira, quel que soit son sexe. Une jeune femme, au début de la fièvre d'invasion de la petite vérole, renoncera difficilement à toute sa chevelure. On obtiendra cependant qu'elle en sacrifie une partie ; le reste, au lieu d'être amoncelé en un épais chignon, sera divisé en quatre ou cinq tresses, peu serrées, près de la tête. On entretiendra la liberté du ventre à l'aide de lavements émollients, répétés deux ou trois fois par jour. Pendant cette période, les jeunes enfants sont très exposés aux convulsions, que l'exposition à l'air frais fait facilement cesser. Si le malade éprouve de la torpeur, de la somnolence, avec rougeur et chaleur de la face et du front, outre les lotions froides sur cette dernière partie, on peut recourir aussi aux bains tièdes, prolongés pendant plusieurs heures, quand le malade s'en trouve bien. Si cela ne suffisait pas pour dégager sa tête, et s'il était fort et sanguin, on pourrait lui mettre une ou deux sangsues derrière chaque oreille. Les tisanes de chiendent et de réglisse, d'orge, de citron, d'orange, sont alors très convenables. Si des taches semblent indiquer l'apparition de pustules aux yeux, on fera bien d'y instiller fréquemment quelques gouttes d'eau de Goulard, étendue dans pareille quantité d'eau ordinaire.

On changera souvent le linge de corps et de lit des malades. Dans tous les cas graves, on fera, chaque jour, des fumigations de chlore. Quand les pustules seront remplies de pus, il sera très utile de les ouvrir avec une aiguille à vaccination, pour diminuer le danger de l'infection purulente. On lavera les yeux avec du lait tiède. Mais ces prescriptions, et toutes celles que nécessitent les complications si nombreuses des petites véroles, ne peuvent et ne doivent être faites que par le médecin des malades. Il y a peu de maladies aussi affreuses que la petite vérole ; il y en a peu qui soient aussi meurtrières. Je l'ai dit au commencement de cet article, et le père de famille qui, par incurie ou par sots préjugés, ne fait pas vacciner ses enfants, les expose, dans les cas les plus heureux, à être défigurés à jamais ; il les expose encore à devenir aveugles et à une chance de mort sur douze ! Un pareil père n'est-il pas bien blâmable, j'allais dire bien criminel ! J'ai professé toute ma vie le culte le plus fervent, le plus enthousiaste pour la liberté ; mais de même que je n'ai jamais compris qu'il fût permis, à un père, de priver volontairement ses enfants de l'instruction qu'il leur doit, de même, je n'ai pas compris davantage qu'il lui fût permis de jouer leur existence, en refusant de les faire vacciner ; car, en agissant ainsi, il y a un à parier sur douze qu'il sera infanticide par imprudence. La loi, dans ces deux cas, ne devrait-elle pas restreindre la puissance paternelle ?

Tout le monde sait que la vaccine est une maladie éruptive de la vache, que l'on inocule aux hommes, à l'aide d'une lancette ou d'une aiguille, et qui a la propriété de préserver ceux-ci de la petite vérole ; mais il faut, pour cela, que cette inoculation réussisse, ce qui n'a pas toujours lieu. Voici à quels caractères vous reconnaîtrez la vaccine. Le quatrième jour seulement, après l'opération, on commence à voir une tache rouge, un peu saillante, sur les points vaccinés. Cette tache continue à grossir le cinquième jour, et, le sixième, apparaît une petite pustule remplie de sérosité. Le septième et le huitième jour, cette pustule grossit en s'élargissant ; elle s'entoure d'un cercle rouge ; elle reste toujours aplatie et déprimée au centre. Le huitième jour, le liquide qu'elle contient commence à devenir jaunâtre, épais, purulent. On éprouve quelquefois, à cette époque, un peu de lassitude et de fièvre. Au huitième, neuvième ou dixième jour, un nouveau cercle rouge, inflammatoire, de plusieurs centimètres de largeur, envahissant quelquefois tout le bras, se développe autour de la pustule et cause des démangeaisons assez vives : en deux ou trois jours alors, la pustule se dessèche, et forme une croûte brune qui tombe au bout de huit jours.

La fausse vaccine ne préserve pas de la petite vérole ; elle se développe beaucoup plus tôt, et sa pustule, au lieu d'être aplatie et déprimée au centre, est tout à fait pleine et convexe. Il faut se faire vacciner deux ou trois fois, dans les trente premières années de sa vie, parce qu'il y a des personnes qui peuvent avoir plusieurs fois la petite vérole, et qu'une seule vaccination ne préserverait pas suffisamment. On peut vacciner dans toutes les saisons et à tous les âges ; il faut attendre cependant que les enfants aient au moins deux mois, quand la petite vérole ne règne pas, car, dans ce cas, il faut les vacciner dès le premier ou le second jour de leur naissance. Tous les médecins savent qu'on choisit la vaccine sur les enfants les mieux portants.

— La varioloïde est la même maladie que la petite vérole; seulement elle est bien amoindrie. Ce sont les personnes vaccinées qui la contractent; une seconde vaccination les en aurait préservées. Cette affection, habituellement bénigne, se propage par contagion, comme la petite vérole, et la reproduit avec tous ses caractères.

— La varicelle vésiculeuse, appelée quelquefois aussi pétite vérole volante, est une maladie toujours bénigne. L'éruption a lieu dès le second jour de l'indisposition. Les pustules ne dépassent guère la grosseur d'un pois; dès le cinquième jour, elles commencent à se sécher. La guérison a lieu du septième au huitième jour. Une diète modérée, des boissons adoucissantes et le soin d'éviter le froid, suffisent comme traitement.

LES CLOUS, OU FURONCLES. — Tout le monde connaît les clous, ou furoncles. Ils sont dus, tantôt à une irritation externe de la peau, tantôt à des causes internes. On recouvre la tumeur du furoncle de cataplasmes émollients ou maturatifs, tels que la pulpe d'oignon ordinaire ou d'oignon de lis, cuit sous la cendre; on peut aussi recouvrir, deux fois par jour, le furoncle avec un petit emplâtre de diachylon. Dès que la suppuration commence, on presse légèrement la tumeur avec ses doigts pour en faire sortir le bourbillon. Les furoncles sont quelquefois une crise heureuse d'autres maladies. Ils viennent assez souvent en grand nombre, et pendant longtemps, ils sont alors une grave incommodité. Les bains tièdes, en été les bains de rivière, les tisanes légèrement amères, un régime doux, une grande propreté et du linge de corps qui ne soit pas trop rude, en triomphent habituellement. S'ils résistent à ces soins, il faut recourir à son médecin.

ANTHRAX, OU CHARBON. — Sous ce nom, on connaît deux maladies fort différentes : 1° le charbon bénin, grosse tumeur dure d'un rouge foncé, très douloureuse, très chaude, et de la même nature que le furoncle, mais ayant plusieurs bourbillons ou germes. On le combat par des sangsues à son pourtour et des cataplasmes émollients; puis on débride la tumeur par une incision cruciale, que le médecin seul peut pratiquer. On presse, chaque jour, la tumeur pour en faire sortir les bourbillons; on la panse avec de la charpie enduite d'onguent digestif, et on recouvre le mal avec un large cataplasme émollient. Des douches de vapeur prises, trois ou quatre fois par jour, sur les clous et sur le charbon bénin, quand ils débutent, les font avorter et en hâtent toujours la guérison.

2° Le charbon malin est caractérisé par une tumeur extrêmement douloureuse, dure, circonscrite, d'un rouge livide, au milieu de laquelle se produit, bientôt, une ou plusieurs ampoules qui se crèvent, et sont remplacées par une plaque noire, gangréneuse. Si on ne se hâte de soigner le malade, la gangrène se propage et la mort arrive rapidement. C'est surtout en touchant des chairs pourries, ou les dépouilles d'animaux morts d'affections charbonneuses, que l'on contracte cette maladie; la piqûre des mouches qui ont sucé les cadavres de ces animaux, suffit aussi pour la donner. Dès qu'on la reconnaît, il faut recourir, sans perdre de temps, à son médecin; mais, en attendant son arrivée, il faut, avec un rasoir, inciser en croix les plaques gangréneuses, les enlever, autant que possible, avec de gros ciseaux ou des pinces, et cautériser hardiment les plaies avec un fer rouge; une grosse clef, à défaut d'autre instrument, peut très bien servir dans ce cas. On panse ensuite la plaie avec de la poudre de charbon et de camphre; on la recouvre, largement, de fomentations avec du vin rouge et fort, dans lequel on a fait bouillir, pendant une ou deux minutes, des plantes aromatiques, telles que la lavande, la sauge, la menthe, le romarin. On fait boire, au malade, de la limonade froide, de la tisane de quinquina, ou d'autres amers. Quand l'escarre se détache, on panse la plaie avec le digestif simple (jaunes d'œufs n° 2; térébenthine, 60 grammes; huile d'olive ou huile douce, 15 grammes; triturez la térébenthine avec les jaunes d'œufs, puis peu à peu avec l'huile), l'onguent styrax ou l'onguent égyptiac.

LA PUSTULE MALIGNE. — La pustule maligne est la même maladie que le charbon gangréneux. Quand elle commence, elle ressemble à une piqûre de puce; elle est accompagnée alors de chaleur et de démangeaisons. Bientôt apparaît une petite ampoule, qui se crève et sous laquelle on sent une petite tumeur dure, d'un rouge livide, du volume d'une lentille. Le cercle livide qui l'entoure, s'étend et brunit; la douleur, le gonflement augmentent; il survient de nouvelles ampoules, la tache du milieu se gangrène, bientôt tous les tissus profonds se prennent, et la mort arrive très vite. Il faut employer sans retard le traitement du charbon gangréneux, les scarifications, l'enlèvement des tissus morts, la cautérisation hardie de la plaie à l'aide d'un fer rouge, les fomentations stimulantes, le quinquina à l'intérieur et à l'extérieur, et tout cela, sans le moindre retard, tout en se hâtant de faire chercher son médecin.

LA GALE. — La gale est une maladie contagieuse que tout le monde peut contracter, mais qui attaque de préférence les personnes malpropres. Elle est caractérisée par de petites pustules, contenant une sérosité limpide et se développant surtout entre les doigts, sur les mains, en dedans des poignets, mais pouvant s'étendre à tout le corps; elle cause de vives démangeaisons, que la chaleur du lit augmente. Dans un petit sillon, près des boutons, on rencontre un insecte, une espèce d'acare que les femmes des pays chauds savent extraire, malgré sa petitesse, à l'aide de la pointe d'une aiguille. On la guérit très facilement aujourd'hui. Il suffit en effet de se frotter fortement, de manière à écorcher ses boutons, pendant 25 minutes, le soir, trois ou quatre jours de suite, soit avec de l'huile de cade, soit, mieux, avec la pommade d'Helmerich, dont voici la composition : Sous-carbonate de potasse, 100 grammes; faites-les dissoudre dans un peu d'eau et mêlez cette solution à 200 grammes de fleur de soufre et 800 grammes d'axonge ou saindoux. On en emploie environ 25 grammes par friction, avant chacune desquelles on prendra un *bain de savon*, si on le peut ; à son défaut, on se lavera tout le corps, avec de l'eau de savon. Les frictions terminées, on changera de linge et de vêtements. Si la gale était très ancienne, si le malade était d'une constitution délicate, ou s'il appartenait à une famille à maladies héréditaires graves, il serait très-convenable de lui faire prendre, d'abord, sept ou huit bains tièdes et sulfureux, de deux heures de durée chacun, en même temps qu'on lui ferait boire de la tisane de racine de patience. Si ces bains n'avaient pas suffi pour le guérir, on aurait recours alors aux frictions indiquées dans cet article.

On peut guérir la gale en deux heures : on se frotte énergiquement tout le corps, pendant une demi-heure, avec du savon noir, puis, pendant une autre demi-heure, avec le savon d'Helmerich. On prend immédiatement ensuite un bain tiède alcalin d'une heure, et on en sort guéri. Mais on reste exposé à d'autres maladies de la peau, bien plus tenaces ; il vaut mieux se presser un peu moins, surtout quand les galeux sont jeunes et que leur peau est restée très irritable.

LES DARTRES. — Les dartres sont occasionnées tantôt par le chagrin ou la colère, tantôt par un logement humide et sombre, tantôt aussi par un régime trop excitant, trop abondant ou trop insuffisant, car là, comme dans tant d'autres circonstances, les extrêmes se touchent. La malpropreté les produit encore, de même que le frottement trop rude de certains vêtements, la diminution des fonctions de la peau, sous l'empire du refroidissement de la saison, l'hérédité, les maladies vénériennes mal guéries, certains états, la gale, quand on l'a conservée longtemps, ou qu'on l'a guérie sans prendre de précautions suffisantes, enfin les varices aux extrémités inférieures.

Il y a des dartres, et peut-être en grand nombre, qui sont produites par le défaut de phosphore et de soufre dans l'économie; ce sont celles surtout des sujets lymphatiques. Les pastilles de soufre, prises au nombre de six ou de huit dans la journée, et la cendre d'os réduite en poudre bien fine et prise, au commencement des repas, à la dose d'une demi-cuillerée à café, en sont le meilleur remède.

Il y a des dartres qui remplacent des maladies plus graves et qu'il faut bien se garder de guérir; il y en a d'autres qui attaquent des personnes prédisposées, par hérédité ou par tempérament, à la folie, à l'apoplexie, à la phthisie, à l'asthme, aux maladies du cœur ou aux affections cancéreuses : ces dartres sont encore de véritables bienfaits de la nature, qu'il faut presque toujours s'estimer heureux de conserver.

En même temps que vous éloignerez les causes de vos dartres, comme elles sont toutes, au début du moins, caractérisées par une inflammation de la peau, souvent très marquée, vous serez quelquefois obligé de vous faire saigner au commencement du traitement; mais déjà l'intervention du médecin est nécessaire, non-seulement pour pratiquer la saignée, mais, avant tout, pour décider de son plus ou moins d'utilité; et, d'ailleurs, comment pourriez-vous vous passer des avis de votre médecin, dans le traitement de la plupart des dartres, alors qu'au nombre des meilleurs remèdes à leur opposer, on compte le sublimé corrosif, la teinture de cantharides et l'arsenic? En attendant l'arrivée de votre médecin, vous pouvez prendre des bains tièdes, de plusieurs heures, simples, ou rendus légèrement sulfureux par l'addition de 30 ou 40 grammes de foie de soufre seulement. Au sortir du bain, vous vous essuierez avec un linge bien doux, et vous récouvrirez largement vos dartres avec du suif; vous en remettrez, trois ou quatre fois par jour, une couche assez épaisse pour que la peau soit à l'abri du contact de l'air.

Les bains de vapeur généraux ou partiels, les douches de vapeur sur les parties malades, et, mieux que tout cela, l'incubation du docteur Guyot, dont j'ai parlé au commencement de cet ouvrage, sont excellents encore contre les dartres, et surtout contre les plus graves. Les anciens lavaient les dartres invétérées avec du fort vinaigre. On oppose, utilement, aux dartres la décoction de suie de bois; la pommade faite avec partie égale de suie en poudre et de saindoux; l'huile de cade pure dans quelques cas, mais souvent associée à plus ou moins de saindoux; la pommade composée d'un quart de fleur de soufre et de trois quarts de saindoux ; ainsi que les tisanes de racine de patience, de douce-amère, d'écorce d'orme pyramidal, de pensées sauvages, etc.

LA TEIGNE FAVEUSE. — La teigne faveuse est une affection du cuir chevelu surtout ; elle est très contagieuse. On la reconnaît à ses croûtes sèches, jaunâtres, habituellement en godets, d'une odeur fétide particulière. Ces croûtes ont ceci de remarquable, qu'en déposant sur une branche de chêne, par exemple, la poussière qu'elles renferment, on voit la teigne se développer et pousser sur le chêne, comme elle le faisait sur le cuir chevelu. On fait tomber les croûtes de la teigne faveuse, à l'aide de cataplasmes de farine de graine de lin, et on coupe les cheveux, aussi près que possible de la peau. Si la teigne est récente, on essayera, contre elle, les lotions et la pommade préparées avec la suie du bois, ou la pommade suivante, c'est celle des frères Mahon : saindoux, 80 grammes ; soude forte du commerce, 15 grammes, fondue dans très peu d'eau ; chaux éteinte, 10 grammes. Chaque fois que cette pommade paraîtra irriter la peau, on en suspendra l'usage, pendant un jour ou deux, et on la remplacera par des frictions douces à l'huile d'olives, répétées trois fois par jour, et par des applications de linges, imbibés de cette huile, sur la tête. On les maintiendra avec un serre-tête.

Si la teigne est ancienne, après avoir fait tomber les croûtes, à l'aide de cataplasmes, et coupé les cheveux à un tiers ou à un demi-centimètre de la tête, on appliquera, sur toutes les parties malades, si elles ne sont pas trop étendues, et sur la moitié seulement, si elles le sont beaucoup, des bandelettes de toile, enduites de la préparation suivante : Traitez 125 grammes de gomme ammoniaque en larmes et pulvérisée, par 375 grammes de vinaigre rouge de vin, dans une capsule de porcelaine et à une chaleur voisine de l'ébullition. On passe au travers d'un linge peu serré ; on verse de nouveau sur le résidu 250 grammes de vinaigre, on le traite de la même manière, et on mêle les deux solutions. On laisse reposer quelques instants, on décante et on fait évaporer à une douce chaleur, jusqu'à consistance de miel demi-liquide.

On laisse les bandelettes appliquées pendant deux ou trois jours au plus, puis on les arrache une à une, d'un seul trait, dans une direction opposée à celle des cheveux ; ensuite on graisse d'huile d'olives la partie qu'occupaient les bandelettes, et on la recouvre d'un papier mou, que l'on imbibe, trois fois par jour, avec cette huile. Le lendemain ou le surlendemain, on réapplique de nouveau les bandelettes, et on continue ce traitement jusqu'à parfaite guérison. Quand on n'a recouvert de bandelettes que la moitié des régions malades, on recouvre l'autre moitié immédiatement après avoir arraché les premières bandelettes et graissé d'huile la place qu'elles occupaient ; de sorte que, pendant tout le traitement, il y a toujours une moitié de la tête couverte de bandelettes, et l'autre moitié de papier huilé. Ce traitement dure cinq mois en moyenne. Il faut, pendant quelques semaines encore, après qu'il est terminé, continuer les applications d'huile d'olives.

Les teigneux sont souvent pâles et faibles ; les bains sulfureux leur sont alors très utiles ; mais tout le traitement des teigneux doit toujours être dirigé par un médecin.

LES POUX. — Quand les enfants ont des croûtes sur la tête, ou qu'ils sont mal soignés, les poux peuvent se multiplier, au point de leur faire perdre tout repos. On tue les poux en graissant la tête, pendant quelques jours de suite, avec de l'huile ou du saindoux. L'eau de savon, un peu forte, les tue également. Les poux de corps et les poux du pubis cèdent aux bains sulfureux et, au besoin, aux frictions avec la pommade d'Helmerich.

CHAPITRE IV

Maladies des voies respiratoires.

RHUME DE CERVEAU (*corysa*). — Le refroidissement est la cause la plus ordinaire de cette maladie, la plus commune de toutes et habituellement une des plus légères, quoiqu'elle puisse revêtir, quelquefois, des caractères très graves. Chez les vieillards, en effet, l'inflammation peut s'étendre des fosses nasales aux cavités du front et au cerveau. Elle peut être une cause déterminante de l'apoplexie ; elle peut aussi, des fosses nasales, arriver au cerveau par l'oreille interne, et amener la mort. Dans le premier âge, le rhume de cerveau tue très promptement, en empêchant les enfants de téter. Pendant les épidémies de croup, il peut occasionner cette redoutable maladie ; il peut, en tout temps, en revêtir quelques-unes des formes ; il est alors appelé pseudo membraneux. On le reconnaît à la rougeur des ailes du nez et du nez tout entier, ainsi qu'à un écoulement jaunâtre, d'une mauvaise odeur, à la respiration bruyante et à la sécheresse de la bouche. C'est par le rhume de cerveau que commencent la plupart des rhumes de poitrine ; il est une des causes les plus fréquentes de la surdité, à tous les âges ; il peut faire perdre l'odorat, le goût, et causer aussi des ophtalmies quelquefois graves. Le rhume de cerveau, cette maladie la plus légère de toutes peut-être, est donc souvent assez grave, encore, pour nécessiter l'intervention la plus active d'un médecin habile, elle peut faire courir des dangers de mort à ceux qu'elle attaque.

Si le rhume de cerveau a quelque gravité, il faudra réagir activement contre le froid qui l'a produit. On prendra trois ou quatre fois, par jour, avant les repas, un bain de jambes chaud, de cinq à six minutes de durée, dans l'eau duquel on aura mis des cendres de bois. Si le rhume de cerveau a été occasionné par le refroidissement des bras, on prendra aussi des bains chauds d'avant-bras, de la même durée que les bains de jambes. On respirera, plusieurs fois par jour, de la vapeur d'eau chaude, dans laquelle on aura fait bouillir des plantes émollientes, telles que la mauve, la bourrache, les fleurs pectorales. En faisant ces aspirations, on se couvrira la tête d'un linge assez grand pour entourer le vase d'où sort la vapeur. Ces fumigations seront surtout employées chez les jeunes enfants : on couvrira, pour cela, leur berceau d'un drap tombant jusqu'au plancher, et assez écarté pour laisser un libre passage à la vapeur ; on introduira souvent sa tête sous ce drap, pour s'assurer que la vapeur n'est ni trop abondante ni trop chaude, et que l'enfant n'en souffre pas. On lui donnera à boire, à la cuiller, du lait de sa mère ou de l'autre lait, aussi longtemps que sa respiration par le nez ne sera pas rétablie.

Plusieurs fois par jour et le soir, en se couchant, il faudra se graisser le nez et le milieu du front, avec du suif que l'on pourrait aromatiser. C'est un remède très connu, très simple et très bon. Si on redoute, pour un enfant, le rhume de cerveau pseudo membraneux, en attendant l'arrivée de son médecin, on lui lavera soigneusement le nez, avec de l'eau tiède, on lui fera prendre des bains de vapeur et on emploiera les onctions de suif.

On guérit souvent le rhume de cerveau, en tenant son nez légèrement pincé entre les deux doigts, pendant un quart d'heure.

Un des meilleurs remèdes à opposer aux différents rhumes de cerveau, c'est l'ammoniaque en inspirations. Vous mettez 200 grammes d'ammoniaque dans 500 grammes d'eau, et vous y ajoutez 20 grammes d'eau de Cologne ; vous conservez ce mélange dans une bouteille bouchée, et, toutes les heures, vous en jetez trois cuillerées dans un vase ouvert dans la chambre de l'enrhumé.

RHUME DE POITRINE (*bronchite, catarrhe bronchique*). — Cette maladie est, comme la précédente, le résultat d'un refroidissement ; elle est, ordinairement, une affection assez légère, et qui se guérit seule, surtout, quand on sait se prémunir contre la cause qui l'a occasionnée, et qu'on s'habille un peu plus chaudement. Mais quand on le néglige ou que le malade a de fâcheuses prédispositions, le rhume peut revêtir les caractères les plus graves. Disons, d'abord, que chez les vieillards et chez les personnes de tous les âges, qui appartiennent à des familles dont la poitrine est faible, le rhume est, le plus souvent, une affection pour laquelle on ne doit pas hésiter à consulter son médecin. En effet, en s'étendant aux plus petites divisions des bronches, il devient la bronchite capillaire, fréquente chez les enfants et les gens âgés, et promptement mortelle, quand elle n'est pas soignée vite et convenablement. S'il existe des tubercules dans la poitrine, le rhume peut les faire suppurer, et déterminer ainsi la phthisie pulmonaire ; il peut aussi passer à l'état chronique, et amener ce catarrhe si fréquent chez les vieillards, qui abrége et assombrit tant leur existence.

Quand le rhume commence et qu'il paraît devoir être grave, prenez à jeun des bains de jambes et d'avant-bras, chauds et de 5 à 6 minutes de durée ; portez plusieurs fois dans le jour des vêtements plus chauds, faites un plus long séjour au lit, prenez des infusions, bues aussi chaudes que possible, de tilleul, de bouillon blanc, de violettes, de fleurs pectorales. Au début d'un rhume, le laudanum de Sydenham, à la dose d'une à quatre gouttes, suivant l'âge et la force des malades, pris sur un morceau de sucre, trois ou quatre fois par jour, et quand l'estomac est libre, est un excellent remède, qui peut hâter singulièrement la guérison. A défaut de laudanum, on peut se servir de la potion suivante : Faites bouillir 3 grammes de tête de pavot sèche, pendant 20 minutes, dans un cinquième de litre d'eau, sucrez cette décoction et donnez-en une cuillerée à bouche, toutes les heures, à la personne qui vient de s'enrhumer si elle est forte, et une demi-cuillerée seulement si elle est faible, en ayant bien soin d'en retarder l'administration, à mesure que l'on verra le calme s'établir. Aux jeunes enfants, on ne donnera qu'une demicuillerée à café de la potion. On pourra donner, à sa place, 15 grammes de sirop diacode deux fois par jour aux personnes fortes, en n'en donnant, toujours, que la moitié ou le quart aux personnes faibles et aux enfants. C'est alors aussi que l'on recommande, le soir en se couchant, l'émulsion si connue sous le nom de lait de poule. On bat un jaune d'œuf avec du sucre, puis on verse, sur ce mélange, une tasse d'eau un peu plus que tiède, en continuant à l'agiter. Les inspirations ammoniacales sont d'une grande utilité, dans le traitement du rhume ; elles abrégent beaucoup sa durée. Quand on a un rhume ordinaire, il faut continuer à sortir, à moins que le temps ne soit trop mauvais ; mais il faut être chaudement vêtu et chaudement chaussé.

On diminue la fréquence de la toux, par l'usage du jus de réglisse, de la pâte de guimauve, de jujube, de gomme et par toutes les pâtes pectorales analogues.

Le rhume dure depuis quelques jours seulement, quand il est bien soigné, jusqu'à six semaines ou deux mois. Quand il se prolonge autant, il peut être déjà une affection grave et surtout s'il va au-delà de ce terme.

Défiez-vous de la petite toux qui ne cause ni embarras ni gêne; hâtez-vous de consulter, pour elle, un médecin habile ; craignez que cette toux ne cache de graves désordres, qui seraient bientôt incurables, si vous attendiez davantage pour les combattre. Il y a des toux vermineuses, des toux gastriques, des toux purement nerveuses; toutes celles-là sont généralement peu graves, mais il est bien important de ne pas les confondre avec celle que provoque une affection organique de la poitrine, soit, par exemple, une pneumonie ou des tubercules, ce qu'un médecin habile, seul, pourra savoir à l'aide de l'auscultation et de la percussion de la poitrine.

Le catarrhe chronique, ce rhume des vieillards, qui se guérit pendant les étés chauds, pour reparaître avec les premiers froids de l'automne, a besoin, aussi, des soins d'un médecin habile pour le combattre pendant l'hiver, pour le combattre encore pendant l'été, quand il est momentanément guéri, car c'est alors l'époque la plus favorable pour essayer de prévenir son retour.

Il faut que les malades portent de la laine sur la peau, de pied en cap; qu'ils soient logés, autant que possible, dans une grande chambre, sèche, chaude, en plein midi; elle aura en hiver, si on le peut, des doubles fenêtres, ou au moins des doubles carreaux, pour aider à entretenir toujours une température égale. Si la cheminée est peu élevée et large, on la bouchera, pour la remplacer par un fourneau de faïence. Dès la fin de l'été, on fera fumer à ces malades, chaque soir, avant le coucher, une cigarette contenant 30 centigrammes de feuilles sèches de *datura stramonium*, ou pomme épineuse; on leur en fera fumer une, toutes les huit ou dix heures, pendant l'hiver. Par-dessus leurs vêtements, pour éviter de les refroidir, on frictionnera les malades fortement, le matin et le soir, pendant cinq minutes au moins, chaque fois. Ils feront, tous les jours, une promenade en plein air, en plein soleil, quand ils le pourront; ils se nourriront de potages gras, de viandes rôties, de laitage, de quelques légumes et de quelques fruits bien mûrs; ils boiront du vin vieux, en petite quantité et étendu d'eau. Ils se souviendront toujours que la sobriété, si utile à tous les âges, est le plus puissant moyen de rétablir la santé des vieillards, de prolonger leur vie.

Si on a une écurie de bœufs ou de vaches, bien saine et bien chaude, elle pourra servir, très utilement, à guérir le rhume, et surtout le vieux rhume ; mais il faut pour cela qu'il y ait toujours beaucoup de fumier, car c'est l'ammoniaque, qui se dégage du fumier en décomposition, qui rétablit les mauvaises poitrines. Aussi, dans les étables proprement tenues, fréquemment et complétement nettoyées, les personnes à poitrine délicate y souffrent davantage, bien loin de s'y guérir, parce qu'il n'y a pas d'ammoniaque. Il faut donc, le samedi, tirer contre le mur, derrière le bétail, tout le fumier de la semaine, et l'y laisser jusqu'au samedi suivant, où il sera remplacé par le fumier de la dernière semaine ; il faut, en outre, qu'il reste toujours assez de bestiaux à l'étable pour y entretenir une douce chaleur. Dans ces conditions, on fera faire une large ouverture, du côté le plus exposé au soleil, on la fermera par une double fenêtre et on établira, autour d'elle, une cloison à claires-voies pour fermer la chambre du malade. Il trouvera là, tout à la fois, l'égalité de la température, si importante pour le rétablissement des poitrines délicates, l'air humide et ammoniacal, si propre à calmer les irritations bronchiques, enfin, la lumière du soleil qui, en relevant les forces affaiblies de la peau, contribue tant aussi à la guérison des maladies de la poitrine, tout ce qui a valu, enfin, à l'habitation dans les étables, sa vieille réputation.

FLUXION DE POITRINE. — Sous le nom de fluxion de poitrine, on désigne les maladies que les médecins connaissent sous ceux de pleurésie, de pneumonie, ou péripneumonie, et de pleuro-pneumonie. La fluxion de poitrine est, habituellement, produite par un refroidissement subit, principalement quand le corps a été fortement échauffé, par l'exercice ou par toute autre cause. Le refroidissement, qu'il soit interne ou externe, agit de la même manière. Ainsi, buvez de l'eau fraîche en été, quand vous avez très chaud, et vous contracterez une fluxion de poitrine, aussi bien que si, dans les mêmes circonstances, vous vous exposiez à un courant d'air frais, vous vous couchiez à l'ombre, sur un sol humide et froid, ou bien que vous traversiez un courant d'eau froide; les coups, sur la poitrine, peuvent aussi développer l'inflammation des plèvres et des poumons.

La fluxion de poitrine est caractérisée par un frisson violent au début et par un point de côté. Si elle est bornée à la plèvre, ou si, en d'autres termes, ce n'est qu'une pleurésie, la douleur est superficielle et augmente beaucoup à chaque inspiration. Si la douleur est profonde, la toux fréquente, avec une grande oppression, il y a pneumonie : les crachats sont séreux, muqueux, rouillés, sanguinolents. Parfois ils ne sont que du sang pur, quand la maladie est dans sa plus grande violence. La pneumonie peut exister, aussi, sans douleur, ce qui la rend assez difficile à reconnaître par un observateur inattentif, d'autant plus que, souvent alors, par suite de la gêne qu'éprouve le passage du sang dans les poumons et de la respiration incomplète, le pouls est mou, petit et parfois intermittent, ce qui a souvent lieu, aussi, dans la pleurésie. De profondes inspirations, en provoquant la toux.

feraient bientôt cesser cette incertitude, si le médecin n'avait pas encore, pour s'éclairer, la percussion et l'auscultation.

Au début du mal, mais seulement au début, on a vu un bain chaud, de 37 ou 38 degrés et de quatre ou cinq minutes, le guérir. On pourra remplacer ce bain, en couvrant le tronc de larges cataplasmes de farine de lin, de bouillie de farine ou de pommes de terre, de guimauve, de mauve, bien chauds, que l'on renouvellera assez souvent pour en entretenir la température élevée. On appliquera aussi des corps chauds aux pieds, surtout s'ils ont été refroidis. On donnera, par cuillerée à bouche, toutes les heures, toutes les demi-heures même, la potion de têtes de pavot, en attendant l'arrivée du médecin, qu'il faut appeler en hâte. On fera boire alors des infusions chaudes de fleurs de bouillon blanc, de tilleul, de fleurs de sureau, de fleurs pectorales, pour entretenir une sueur modérée ; on versera aussi, toutes les heures, de l'ammoniaque dans la chambre du malade, ainsi que je l'ai recommandé, à l'occasion des différents rhumes. Le malade restera dans son lit, suffisamment couvert ; il gardera le silence et la diète. Si la sueur était trop abondante et le fatiguait, on diminuerait l'étendue des cataplasmes, et, en en conservant toujours, au moins, un large sur le côté douloureux, on étendrait, sous la chemise du malade, des serviettes chaudes pour l'essuyer, sans le refroidir.

Si ces moyens ne produisaient pas un prompt soulagement, il faudrait recourir à la saignée du bras, qu'une sage-femme ou une sœur d'hôpital pourraient faire, ce qui serait proportionné aux forces du sujet. A défaut de saignée à la lancette, on pourrait recourir aux ventouses scarifiées ou aux sangsues sur le côté douloureux, en attendant l'arrivée du médecin, dont les soins sont toujours indispensables pour le traitement de maladies aussi graves. Il va sans dire que si la sueur amène un soulagement marqué, on l'entretiendra longtemps. Il y a des pays où l'homme sue toujours, la nuit comme le jour, aussi la sueur, dont il faut user avec intelligence cependant, est-elle un des meilleurs remèdes, et le remède indispensable même, au traitement et à la guérison des maladies *aiguës*, produites par le refroidissement, quand il n'y a pas d'indications contraires.

Avec la diète, les cataplasmes chauds, la saignée et les inspirations ammoniacales, les larges vésicatoires et l'émétique à la dose de 40 ou 50 centigrammes dans une demi-livre d'infusion sucrée, à donner d'heure en heure, par cuillerée à bouche, et que l'on supporte souvent sans vomissements ni selles, sont les remèdes par excellence, de la plupart des fluxions de poitrine. Mais si, au début, la langue est épaisse et amère, s'il y a des envies de vomir ou des vomissements, un grand mal de tête, souvent une teinte jaunâtre autour de la bouche, si le pouls est fréquent mais mou, au lieu de faire suer et de saigner le malade, vous lui donnerez 10 ou 15 centigrammes d'émétique, dans trois ou quatre verres d'eau tiède, et vous lui ferez boire un verre d'eau tiède pure, après chaque vomissement. Le lendemain, 30 ou 40 grammes d'huile de ricin ou de sel de Sedlitz dans un demi-litre d'eau tiède, pris par verre tous les quarts d'heure, termineront la cure.

Si avec le point de côté et la toux, le pouls est plein et dur, la figure rouge, la constitution forte et la langue épaisse et jaune, avec envie de vomir, il faudra saigner d'abord et faire vomir ensuite. Il y a des fluxions de poitrine qui revêtent les caractères des fièvres pernicieuses, et que le quinquina seul, ou le sulfate de quinine, peuvent guérir. Elles sont rares, inconnues même dans la plupart des localités, mais il y a peu de vieux praticiens qui n'aient eu l'occasion d'en rencontrer. On les reconnaît à leur marche insolite, à leurs redoublements formidables, véritables accès pernicieux. C'est une des formes les plus redoutables de ces maladies, parce qu'il est très facile de les confondre avec les autres, et d'arriver ainsi à un résultat funeste.

Chez les personnes âgées, la pneumonie et la pleurésie sont des affections beaucoup plus graves que chez les jeunes gens : elles peuvent bien facilement revêtir alors les caractères putrides ou adynamiques, amener la paralysie du poumon, le catarrhe suffocant. L'électricité d'induction, surtout appliquée de manière à exciter les contractions des muscles inspirateurs, la tisane d'arnica, les sinapismes, sont alors nécessaires. La bronchite et la pneumonie peuvent attaquer les enfants, aussi bien que les vieillards et les adultes. Au début, le séjour au lit, les cataplasmes chauds enveloppant tout le tronc, un air humide et tiède, légèrement ammoniacal; deux ou trois sangsues sur le point douloureux ou sur la région malade, chez les jeunes enfants, si elles deviennent nécessaires, cinq ou six et davantage même, chez les enfants plus âgés, et le soin de ne pas les laisser saigner plus d'une heure et demie ou plus de deux heures, en appliquant sur leurs piqûres et en maintenant au besoin, avec les doigts, un petit morceau d'amadou; à défaut de sangsues deux ou trois ventouses scarifiées, cinq ou six même, suivant la force des jeunes malades et leur âge; pour tisane les infusions émollientes tièdes et sucrées, l'émétique à la dose d'un ou trois centigrammes seulement, dans 120 grammes d'eau sucrée, que l'on fait boire par cuillerée à bouche toutes les heures. La poudre de James à la dose de 2 à 6 centigrammes par vingt-quatre heures, suspendue dans 120 grammes d'infusion de tilleul, de violette ou de fleurs pectorales, dans laquelle on aura fait fondre 4 grammes de gomme arabique, et que l'on sucrera avec 30 grammes de sirop de guimauve ou de miel.

La fluxion de poitrine chronique est caractérisée par un épanchement de pus entre les plèvres, ce qui nécessite alors l'opération de l'empyème, ou par un abcès pulmonaire, une vomique, ou par des tubercules. A l'état aigu, comme à l'état chronique, et à tous les âges de la vie, la fluxion de poitrine ne peut être soignée que par un médecin.

LE CROUP. — Cette maladie, si grave, est inconnue dans les pays chauds. C'est dans les pays humides et froids surtout qu'elle exerce ses ravages, tantôt isolément, tantôt épidémiquement. C'est principalement dans l'enfance, de deux à sept ans, et parmi les garçons, plutôt que parmi les filles, qu'elle choisit ses victimes. Le croup est contagieux, aussi faut-il éloigner les autres enfants de ceux qu'il frappe, et, quand il règne épidémiquement, il faut, si on le peut, conduire les enfants dans une autre contrée : la fuite est le meilleur préservatif à opposer à ce mal.

Le croup, au début, est caractérisé par de légers frissons, un peu de fièvre et de mal de gorge. Bientôt les accidents augmentent : les enfants sont tristes et abattus ; le fond de la bouche est rouge ; les amygdales, le voile du palais et la luette se recouvrent de petites plaques blanchâtres ou jaunâtres. Cette première période peut durer d'un à cinq jours. La toux arrive par quintes qui se rapprochent peu à peu ; elle prend un son métallique que l'on a comparé au chant du coq La respiration elle-même est bruyante, la peau brûlante, l'anxiété extrême. L'enfant porte ses mains à sa gorge ; il voudrait arracher l'obstacle qui l'empêche de respirer. Tous les accidents augmentent, et le petit malade meurt étouffé par une fausse membrane qui, du fond de la gorge, s'est étendue au larynx, à la trachée-artère, et souvent jusque dans les bronches. On a essayé de beaucoup de moyens contre cette maladie : les sangsues, les vomitifs, les applications d'alun, de solution de nitrate d'argent, d'acide chlorhydrique fumant d'acide sul-

furique étendu dans deux fois son volume d'eau,
à l'aide d'une baleine à l'extrémité de laquelle
on a attaché, solidement, un petit morceau d'é-
toffe de laine, qu'on lave avec soin après avoir
touché les parties malades.

On a recours aussi, quand la suffocation est
imminente, à la trachéotomie : cette opération
établit une respiration artificielle, qui sauve la
vie des enfants, quand les bronches ne sont pas
encore envahies et quand l'infection morbide
n'est pas portée trop loin. Mais ces moyens,
parmi lesquels il y en a que l'expérience a
condamnés, ne peuvent être employés que par
le médecin. Que faire, en attendant son arrivée ?
Il faut se hâter de réagir contre le froid, la
grande cause productrice de cette maladie,
ainsi que nous l'avons vu au commencement
de cet article. Dès que les premiers symptômes du croup se montrent, donnez sur la
gorge, toutes les heures ou toutes les heures et
demie, une douche de vapeur de dix à vingt
minutes de durée, et recouvrez ensuite cette région avec de la ouate, pour la conserver très
chaude. Enveloppez le lit du malade d'un rideau
ou d'un drap, de manière à pouvoir lui faire
respirer de l'air constamment chargé de vapeurs
tièdes, légèrement ammoniacales, que vous dé-
gagerez à côté de son lit.

Si vous n'avez pas le petit appareil nécessaire
pour donner des douches de vapeur, remplacez
ces dernières par d'épaisses compresses trempées dans l'eau chaude, que vous appliquerez
sur la gorge, après les avoir légèrement serrées,

pour ne pas mouiller le lit ; vous les recouvrirez de flanelle, et vous les changerez assez souvent pour maintenir, sur la partie malade, une température de trente-six à trente-huit degrés centigrades.

Au lieu de compresses chaudes, on peut mettre sur le cou un sachet de sel assez chaud pour que la main puisse à peine le supporter. Bientôt s'établira une sueur abondante qui deviendra générale et pourra sauver votre enfant. Voici le traitement du docteur Aubrun :

« On met vingt-cinq gouttes de solution médicinale de perchlorure de fer dans un verre, que l'on remplit ensuite d'eau froide ; le malade doit en prendre une gorgée toutes les cinq, dix ou quinze minutes, tout au plus. Immédiatement, par-dessus cette gorgée de solution, le malade en prend une ou plusieurs autres ; c'est le meilleur moyen d'enlever la saveur du médicament. Le premier verre épuisé, on en prend un second, et ainsi de suite, sans interruption, pendant deux ou trois jours. On diminue la fréquence des doses du médicament dès que la maladie est bien enrayée.

» Pendant ce traitement, on doit alimenter les malades autant que possible : on leur donne donc, outre le lait, des potages, et même de la viande, s'ils peuvent la manger, ainsi qu'un peu de vin pur. » (*Revue de thérapeutique médico-chirurgicale*, 1er février 1860.)

— La coqueluche est encore une maladie contagieuse, souvent épidémique. Elle attaque surtout les enfants, et on ne l'a ordinairement qu'une fois dans sa vie. Tout le monde en a vu les accès, avec la toux violente et le sifflement particulier, les angoisses, les suffocations qui les caractérisent; chacun se rappelle la figure convulsée, rouge, violette même, des jeunes malades ; leurs vomissements fréquents, leurs saignements de nez. Ces accès se prolongent de quelques minutes à un quart d'heure. La coqueluche dure depuis six semaines jusqu'à plusieurs mois. Elle est habituellement plus effrayante que dangereuse. Cependant elle peut avoir des suites graves, telles que le marasme, la phthisie ; elle peut amener des accidents cérébraux, des hernies. On doit la surveiller beaucoup chez les jeunes enfants et chez tous les enfants faibles et maladifs. Elle commence comme un rhume ordinaire. Cette première période peut durer quinze jours, et se compliquer d'accidents gastriques inflammatoires. Les fomentations, les cataplasmes, les boissons et les lavements émollients, suffisent presque toujours, avec un régime doux et modéré, pour calmer les premiers accidents; mais souvent déjà l'intervention du médecin devient nécessaire : il faut quelquefois faire vomir les malades, quelquefois les purger, et lui seul sait le faire à propos. La seconde période de la coqueluche dure ordinairement de quinze jours à un mois. C'est alors que les accès se prononcent avec tous leurs caractères : les moindres émotions de tristesse ou de joie, la course, les sauts, une nourriture trop abondante ou mauvaise, l'humidité, le froid, les rappellent en en augmentant la violence. On donne utilement à cette époque ia poudre suivante : poudre de racines de belladone, 5 centigrammes ; poudre de sucre, 4 grammes ; mêlez parfaitement, et divisez en huit doses. On en donne une, le matin et le soir, aux enfants de deux à quatre ans. Alors aussi on essaye le café à l'eau, à la dose d'une demi-cuillerée ou d'une cuillerée à bouche, suivant l'âge, à la fin des repas, deux ou trois fois par jour. Le datura stramonium, ou pomme épineuse, est aussi très utile, mais surtout dans la troisième période, et quand on peut craindre l'emphysème pulmonaire. Dans cette période, il n'y a plus de suffocations ni de vomissements ; elle peut durer de quelques semaines à plusieurs mois. Le changement d'air est un des meilleurs remèdes de la coqueluche.

L'ASTHME. — « Ils ont la courte haleine, » dit-on des asthmatiques. Chacun sait avec quelle peine, quels efforts ils respirent, et l'obligation, pour certains d'entre eux, de rester continuellement assis pendant leurs accès, et souvent les fenêtres ouvertes, par les froids les plus rigoureux, par les nuits les plus longues. Le défaut d'action de la peau, une affection rhumatismale, goutteuse ; une maladie du cœur, des gros vaisseaux, des nerfs ; l'emphysème pulmonaire, une pleurésie chronique, le catarrhe pulmonaire chronique, la poussière au milieu de laquelle vivent habituellement les meuniers, les boulangers, les tailleurs de pierre, ceux de meules et de silex, et surtout les aiguiseurs, dans les taillanderies, toutes ces causes si diverses produisent la courte haleine, les accidents que l'on confond sous le nom d'asthme, et qui en réalité constituent des maladies très différentes, qu'un médecin seul peut distinguer les unes des autres et soigner comme elles ont besoin de l'être. L'asthme simple est une affection nerveuse, arrivant par accès, sous l'influence du froid humide surtout; la respiration devient plus ou moins difficile, bruyante, laborieuse, entrecoupée; la toux est pénible; la figure est pâle, quelquefois gonflée et livide; peu à peu, la toux, d'abord sèche, devient humide et facile, et l'accès cesse, après une durée plus ou moins longue. Cette maladie est sans fièvre, ce qui empêche de la confondre avec les maladies organiques des poumons. L'électricité d'induction appliquée sur la poitrine, les lotions alcalines générales si la peau ne fonctionne pas assez, les pédiluves alcalins si les extrémités inférieures sont habituellement froides, la laine sur la peau, de pied en cap, les inspirations ammoniacales ou l'habitation dans une étable si le malade s'en trouve soulagé; le changement d'air et certains narcotiques, à la tête desquels il faut placer les feuilles de datura stramonium, que l'on peut prendre à l'intérieur, en poudre, à la dose de 3 à 7 ou 8 centigrammes, en différentes fois, dans la journée, ou que l'on peut fumer en cigarettes, à la dose de 30 à 40 centigr. pour chacune d'elles, sont alors utilement prescrits.

LA PULMONIE (*phthisie tuberculeuse*). — Dans les grandes villes de l'Europe, le sixième des morts est dû à la phthisie tuberculeuse ou pulmonie. C'est la maladie chronique la plus commune et une des plus graves. Il n y a guère que deux pays au monde où elle soit inconnue : Madras et l'Islande, l'un très chaud, l'autre modérément froid, mais remarquables tous deux par la grande égalité de leur température. Ce sont les passages brusques du chaud au froid, qui paraissent exercer la plus grande influence sur la production de la phthisie. J'ai pu suivre, sur un grand nombre d'animaux de diverses espèces, le développement de la phthisie tuberculeuse, et toujours j'ai constaté le refroidissement comme sa cause première. Refroidissement agissant tantôt sur la peau seule, tantôt sur la peau et la muqueuse pulmonaire, tantôt enfin sur la muqueuse gastro-intestinale. C'est ce qui m'a fait toujours considérer comme insuffisant tout traitement de la phthisie qui ne tient pas compte de ces causes et qui borne, aux poumons, le siége de cette maladie. La toux, les crachats, la fièvre lente, avec redoublement le soir et la nuit, les sueurs nocturnes, l'amaigrissement, le dévoiement, la caractérisent, ainsi que l'insouciance habituelle des personnes qu'elle attaque, et qui, jusqu'au dernier moment, se croient à peine malades. On a guéri des phthisiques, en leur faisant habiter constamment une grande chambre en plein midi, où la température constamment maintenue, la nuit comme le jour, à trente-cinq degrés centigrades, leur permettait d'être presque nus, et d'exposer ainsi la plus grande partie de leur corps à l'action si bienfaisante du soleil. Ils buvaient à la température de leur chambre. On améliorerait ce traitement en mettant constamment un peu d'ammoniaque dans l'air que respireraient les malades et en leur faisant habiter une chambre disposée de manière à ce qu'ils pussent jouir du soleil, depuis son lever jusqu'à son coucher. Les bains sulfureux, le soufre à l'intérieur, mais à très petites doses, le phosphate de chaux, au commencement des repas, les aliments phosphorés, le poisson, les huîtres, le bouillon d'escargots, les fébrifuges, à dose modérée à l'intérieur, ou plutôt en frictions à l'extérieur, l'acupuncture sur les régions douloureuses, si elle réussit, quelquefois la compression de l'une ou de l'autre des carotides, les ventouses sèches, sont des moyens d'une grande valeur chez les phthisiques. Vingt à trente gouttes d'une solution de potasse, dans neuf parties d'eau étendue dans une potion gommeuse de cent cinquante grammes, à prendre par cuillerée toutes les demi-heures, quelques inspirations bien ménagées de chlore, répétées plusieurs fois par jour, si on a à redouter l'empoisonnement du malade par l'absorption d'un pus profondément altéré et fétide, dans les cavernes des poumons, sont aussi, dans cette maladie, des moyens excellents ; l'eau pulvérisée par le procédé de M. le docteur Sales-Giron, eau que l'on peut rendre médicamenteuse, est aussi très utile, ainsi que la tisane de bourgeons de pin, la sève de cet arbre, l'eau de goudron. L'habitation de la chambre construite dans l'étable, d'après les indications que j'ai données au commencement de ce chapitre, sera, pour les personnes peu aisées surtout, un puissant moyen, aussi, de combattre la phthisie pulmonaire; mais à la gravité du mal, e‘ l'énumération d'une faible partie des moyens employés pour la combattre, on doit comprendre qu'un médecin seul puisse en diriger le traitement. Lui seul aussi pourra, par une étude attentive des causes qui ont développé cette maladie, savoir si elles n'existent pas encore, ou apprécier ce qu'il peut y avoir de survivant dans leur action première. Tout ce qui peut affaiblir l'économie y prédispose : l'hérédité d'abord, un logement humide et sombre, une atmosphère habituellement chargée de poussière, l'ivrognerie, l'épuisement amené par les jouissances solitaires, tous les abus sexuels, le chagrin, une nourriture et des vêtements insuffisants, enfin les accidents qui rendent incomplète la convalescence à la suite des maladies aiguës, des fièvres éruptives surtout.

PHTHISIE DU LARYNX. — Cette affection, bien plus rare que la précédente, a son siége principal dans le larynx et la trachée artère. Elle est caractérisée par la raucité de la voix, par une toux d'abord sèche et fréquente, puis purulente plus tard, et par une douleur légère qu'augmente la pression sur la région malade. Dès le début de cette affection, il faut se condamner au silence le plus complet. Les douches de vapeur et surtout l'incubation du docteur Guyot, sont alors de la plus grande utilité. Il faut respirer de l'air tiède et humide, un peu ammoniacal, celui de l'étable surtout, recourir à l'action si puissante, si bienfaisante de l'électricité ; mais, avant tout, consulter son médecin.

— L'angine est une maladie de la gorge, habituellement produite par un refroidissement. Les amygdales, la luette, la langue, le pharynx et le larynx peuvent en être le siége, ensemble ou séparément. C'est une affection souvent très douloureuse, quelquefois fort grave, qu'un médecin seul peut alors soigner. Quand elle commence, on lui oppose utilement les bains de jambes chauds, simples ou sinapisés, la respiration de vapeurs chaudes, des douches de vapeurs sur le cou, des cataplasmes émollients bien chauds, des infusions chaudes de tilleul ou de fleurs pectorales, un lit bien chaud et la sueur. Si elle résiste à ces moyens, on applique sur les parties les plus douloureuses du cou deux, quatre, huit ou dix sangsues, suivant la force des malades, et on les laisse saigner, pendant quelques heures, dans un cataplasme de lin; on prescrit en même temps de prendre, toutes les heures, une des poudres suivantes, qu'on laisse fondre dans la bouche et que l'on avale ensuite : calomèle, 6 centigr.; poudre de racine de belladone, 15 centigr.; poudre de sucre, 8 gr. Faites douze poudres. On donne aux enfants les mêmes proportions de calomèle ou de sucre; on diminue seulement des trois quarts la poudre de belladone.

Souvent, dès le début de cette maladie, la langue est sale. Si l'inflammation est forte, on commence le traitement par une application de sangsues ou, à leur défaut, de ventouses scarifiées, puis on administre un vomitif, soit, par exemple, 10 ou 15 centigr. d'émétique dans trois verres d'eau ; on boira un grand verre d'eau tiède, après chaque vomissement. Assez souvent, les angines sont suivies d'abcès qui s'ouvrent presque toujours spontanément, mais qui nécessitent quelquefois une ponction, qu'un médecin seul peut faire.

L'angine, surtout quand elle se complique de scarlatine et même de rougeole, peut être putride, gangréneuse presque dès le début. C'est alors une maladie très redoutable que le médecin seul peut soigner.

HÉMORRHAGIES PULMONAIRES. — *Crachement de sang.* — Toutes les fois qu'à la suite de la toux, on crache un sang rouge et écumeux, il faut, sans retard, consulter son médecin et exécuter avec soin toutes ses prescriptions, car, la plupart du temps, le crachement de sang venant de la poitrine est une affection grave, qui nécessite presque toujours le plus grand repos, le silence le plus complet et le régime le plus sévère, indépendamment de moyens pharmaceutiques appropriés à l'état du malade. Appelé près d'un homme qui, depuis trois jours, pour avoir porté un fardeau trop pesant, éprouvait de vives douleurs de la pointe de l'épaule gauche à la région du cœur, avait une toux fréquente, crachait le sang et ne pouvait ni se coucher ni s'endormir, l'oppression menaçant alors de l'étouffer, je lui plaçai trois épingles sous la peau : une à la pointe de l'épaule, la seconde au-dessus du sein, la dernière sur la région du cœur, et on les laissa jusqu'au lendemain. A l'instant même toutes les douleurs disparurent, le malade se coucha, s'en-

dormit jusqu'au matin suivant et s'éveilla guéri.
Le crachement de sang rouge et accompagné de
toux vient compliquer les inflammations aiguës
ou chroniques de la poitrine, il peut être amené
par une ulcération du poumon; chez les femmes
il peut être le résultat de la suppression des
règles; on le voit survenir aussi à la suite de
la disparition d'un flux hémorroïdal ; il peut,
dans ces deux derniers cas, n'être produit que
par une simple transsudation du sang à travers
la muqueuse bronchique, ce qui diminue beaucoup sa gravité. Dans les pays élevés, ces
transsudations du sang sont plus fréquentes que
dans les pays de plaine ; cela tient à la diminution de la pression de l'air. L'indication ici est
facile à remplir : il faut prendre des bains de
pieds, des bains de siége de vapeur, se faire
appliquer souvent des ventouses sèches à l'intérieur des cuisses et consulter encore son médecin
pour qu'il examine, d'une part, bien attentive-
ment, la poitrine du malade, et que, de l'autre,
après s'être assuré de la cause de la suppression
des hémorroïdes, qu'il est nécessaire de rappeler,
il indique les moyens à employer. Quelquefois,
un vaisseau d'une certaine grosseur se brise
dans les poumons et peut produire une hémorrhagie très grave. On rend alors à flots un sang
rouge et écumeux. Il faut étendre le malade sur
son lit, le coucher de préférence sur le côté
souffrant, afin d'empêcher la pression du poumon
gorgé de sang sur le poumon sain, couvrir le
dos, le ventre, les cuisses de ventouses sèches,
en employant pour cela des verres à boire, des

tasses, à défaut d'autres vases. Il faut aussi recourir à l'acupuncture et appliquer sous la peau, le long du sternum (c'est l'os du milieu de la poitrine auquel s'attachent les côtes), sur la région du cœur et sur toutes les parties douloureuses de la poitrine, des épingles au nombre de dix ou douze au besoin, en se bornant à les introduire sous la peau. On pourra laisser ces épingles deux ou trois jours avant de les retirer. Il faut condamner le malade à l'immobilité et au silence le plus complet en attendant l'arrivée du médecin, et lui donner pour boisson de l'eau froide par cuillerée à bouche seulement.

ASPHYXIE PAR L'ACIDE CARBONIQUE. — Les personnes que le désespoir et surtout la folie conduisent au suicide, emploient très souvent la vapeur du charbon pour se donner la mort, mais souvent aussi cette vapeur tue sans que la volonté y ait la moindre part. Il suffit de fermer la clé d'un tuyau de poêle dans lequel il y ait beaucoup de braise allumée pour remplir l'appartement d'acide carbonique et pour asphyxier les personnes qui s'y trouvent, celles surtout qui sont couchées dans des lits près du sol, car l'acide carbonique, plus lourd que l'air ordinaire, se tient dans le bas des appartements où il se dégage. On voit des poutres prendre feu auprès de mauvaises cheminées et brûler lentement faute d'air, étant enfermées entre le plafond et le plancher ; il s'en dégage de l'acide carbonique et de l'oxyde de carbone encore plus dangereux, qui asphyxient les personnes exposées à leur action. Mais le charbon et le bois n'ont pas seuls la propriété de produire de l'acide carbonique en quantité suffisante pour nous tuer. Le vin en fermentation, ainsi que le cidre et la bière, les fours à chaux, certains puits, certaines cavernes en dégagent des quantités très considérables.

Quand on est appelé près de personnes asphyxiées par ce gaz, il faut les placer le plus vite possible au grand air, en prenant toutes les précautions nécessaires pour ne pas tomber victime du même accident. Si c'est dans une chambre que se trouvent les asphyxiés, on en ouvre largement la porte, puis en retenant sa respiration, on s'élance à la fenêtre dont on brise un carreau pour pouvoir respirer soi-même et avoir le temps de l'ouvrir. On sort immédiatement les malades de la chambre infectée, quand cela est possible, ou du moins on les met près de la fenêtre, la tête au grand air, et tout cela sans perdre un seul instant, car ici, je ne dis pas les minutes, mais les secondes sont précieuses. On fait des frictions sèches sur tout le corps, on jette de l'eau froide à la figure et sur la poitrine, que l'on essuie immédiatement. On excite le fond de la bouche avec une plume. A l'aide d'un soufflet, d'un clysopompe ou même d'une seringue, on injecte à doses bien modérées de l'air dans la poitrine, en introduisant le bout du soufflet ou la canule dans une narine, en même temps que l'on ferme l'autre, ainsi que la bouche, si l'asphyxié ne respire pas; puis on comprime légèrement le ventre et la poitrine pour chasser cet air et produire ainsi une respiration artificielle. Si on a une machine électrique médicale ou à induction, il faut toutes les trois ou quatre minutes électriser pendant une minute ou deux la poitrine, le dos, le ventre et les extrémités. Souvent, quand la respiration est rétablie, mais qu'il y a un profond assoupissement, que le visage est rouge, que les lèvres sont gonflées et violette, une saignée générale devient nécessaire. En l'absence du médecin, on peut faire faire cette saignée par une sage-femme ou par une sœur de charité. On la remplacerait en mettant quinze ou vingt sangsues derrière les oreilles d'un adulte, et deux seulement derrière celles d'un enfant en bas âge. Je n'ai pas besoin de dire qu'il faut s'empresser d'ôter aux asphyxiés tout lien, tout vêtement qui les comprime. Il faut beaucoup de persévérance dans le traitement; on a vu, en effet, des personnes revenir à la vie après plusieurs heures de mort apparente. Quand les asphyxiés ont repris connaissance, on laisse des gardes auprès d'eux jusqu'à leur complet rétablissement, car à l'asphyxie succède souvent un violent délire.

Si l'asphyxié est tombé dans une cave profonde ou dans un puits, il faut plus de précautions encore pour l'en tirer que quand il est dans une chambre; sans ces précautions, au lieu d'aider l'homme que vous voulez secourir, vous doublez le mal en y succombant vous-même. On s'arme d'un crochet quelconque, du premier morceau de fer venu, que l'on recourbe, d'une branche fourchue attachée au besoin à une corde ou à une longue perche, pour pouvoir saisir l'asphyxié par ses vêtements et le sortir de l'atmosphère empoisonnée. On peut aussi jeter un nœud coulant sur le bras, la jambe même, quand cela est possible. S'il y avait une échelle dans la cave ou dans le puits, on pourrait s'en servir en tenant à la main une chandelle ou une torche allumée, et en s'arrêtant dès qu'on verrait la flamme diminuer d'éclat; il faudrait en outre se faire attacher une corde sous les bras, pour que l'on pût vous retirer si cela devenait nécessaire.

Dans un puits, on peut être asphyxié non seulement par l'acide carbonique, mais encore par l'hydrogène carboné et par l'hydrogène sulfuré. Ce dernier gaz est un poison d'une grande violence. On fait respirer un peu de chlore ou, à son défaut, un chlorure à ses victimes. On les saigne, quand la respiration est rétablie; si on a à redouter une congestion cérébrale, on les calme par des bains tièdes ou des affusions d'eau froide sur la tête.

On applique le même traitement aux vidangeurs qui tombent asphyxiés dans les fosses d'aisances, accident bien grave que l'on peut toujours éviter à l'aide de précautions convenables. Si le vidangeur avait avalé des matières de la fosse, on mettrait quinze centigrammes d'émétique dans un verre d'eau qu'on lui ferait boire par cuillerée à bouche toutes les deux minutes. Plus l'asphyxié était refroidi au moment de son accident, plus on a de chances de le sauver, plus il faut prolonger les soins qu'on lui donne. Nous en verrons le motif dans l'article suivant.

Asphyxie des Noyés. — Chaque année, il meurt en France un grand nombre de personnes noyées dans la mer, les rivières, les lacs et les étangs. On ne sait pas assez que beaucoup d'entre elles sont vivantes encore au moment où on les retire de l'eau, et que, malgré leur mort apparente, on pourrait les sauver en les soignant convenablement et avec toute la persévérance que leur état réclame. Dans beaucoup de livres anciens, on nous affirme que l'on a rappelé à la vie des noyés qui avaient passé plusieurs heures sous l'eau. Cela paraît impossible au premier abord, mais quand on sait que le refroidissement graduel du corps, en nous amenant à la température des reptiles et des poissons, peut nous donner momentanément la même persistance dans la contractibilité et l'irritabilité que l'on observe à un si haut degré chez ces animaux, on comprend qu'un noyé ayant lutté pendant un certain temps contre la mort qui le menaçait, au milieu d'une eau froide, a pu se refroidir graduellement assez pour arriver à cet état où la vie, abaissée dans toutes ses grandes manifestations, se trouve répandue dans tous les tissus, d'une manière obscure sans doute, mais assez forte encore pour que l'on puisse la centraliser de nouveau, lui rendre sa puissance première : c'est le cas de la grenouille en hiver ; elle peut, en effet, passer alors huit mois sous l'eau sans respirer, tandis qu'en été elle y mourrait en peu d'heures.

On a vu des noyés revenir à la vie au bout de deux heures de soins seulement, ne l'oublions jamais, et rappelons-nous que chez tous les asphyxiés la vie peut persister longtemps sous l'apparence de la mort la plus complète, et nous indemniser largement de soins que l'on aurait pu croire d'abord complétement inutiles.

Dès qu'un noyé est sorti de l'eau, il faut lui ôter tous ses vêtements, les couper au besoin pour aller plus vite, l'envelopper de couvertures et de linges secs ou même de foin ou de regain, à défaut d'autre chose. On le couche sur le côté droit, on incline sa tête pendant huit ou dix secondes au plus pour débarrasser sa bouche et son nez de l'eau qui peut s'y trouver, il n'y en a pas ailleurs, et quand, supposant faussement que l'estomac et les poumons du noyé en étaient remplis, qu'il fallait les en débarrasser en le suspendant par les pieds, on le tuait sans rémission par cette pratique barbare qu'il faut absolument interdire. On exerce sur la poitrine et sur le ventre de douces pressions alternatives pour imiter les mouvements de la respiration ; on nettoie soigneusement le nez, on le débarrasse de toute l'écume et de toutes les mucosités qui empêchent l'accès de l'air; on insuffle avec beaucoup de mesure de l'air dans les poumons, comme je l'ai déjà indiqué dans l'article précédent. On fait, avec de la flanelle, des frictions sur la poitrine, le dos, les membres et la plante des pieds. On électrise avec modération le dos, la poitrine, le haut du ventre surtout et les extrémités. De temps en temps aussi, à l'aide d'une pipe, dont on introduit le tuyau à trois ou quatre centimètres de profondeur dans le fondement, un fumeur ayant une pipe allumée souffle dans le gros intestin du noyé cinq ou six bouffées de fumée de tabac. Ce dernier moyen, rejeté par beaucoup de médecins modernes, réunissait autrefois trop de suffrages et a compté trop de succès pour qu'on doive le sacrifier à des idées théoriques incomplètes.

A l'aide de fers à repasser, chauffés comme pour repasser le linge, ou à l'aide d'une bassinoire remplie de cendres chaudes, on réchauffe le noyé en promenant les fers ou la bassinoire sur la poitrine, l'épine du dos, le ventre, les aisselles, après avoir mis sur ces parties soit une flanelle, soit deux ou trois doubles de linge. Si le noyé est couvert de glaçons, on tient d'abord les portes et les fenêtres de la chambre ouvertes, on le frictionne avec des linges trempés d'eau à la température de la glace fondante, puis peu à peu, avec de l'eau moins froide, de manière à arriver graduellement, en vingt-cinq ou trente minutes, à se servir d'eau tiède. On ferme seulement alors les portes et les fenêtres et on chauffe l'appartement avec modération, en continuant au noyé les soins ordinaires. Si, commençant à respirer, il a des envies de vomir, il faut les exciter à l'aide des barbes d'une plume dans le fond de la gorge. Il est utile de remuer souvent les noyés ; on est quelquefois obligé de les saigner comme les autres asphyxiés quand, revenant à la vie, il y a chez eux menace de transport au cerveau. Les bains chauds, quand on en a à sa disposition, sont aussi un puissant moyen de rappeler les asphyxiés à la vie.

En règle générale, il ne faut jamais enterrer un asphyxié tant que les signes de la putréfaction ne sont pas manifestes.

Asphyxie par le froid. — Le froid vif et prolongé suspend les fonctions de la peau, engourdit et dispose au sommeil. Bientôt on perd connaissance, la respiration s'arrête et on présente alors tous les signes apparents de la mort. L'asphyxie par le froid est cependant celle dans le traitement de laquelle on doit conserver le plus longtemps l'espérance de sauver ceux qu'elle frappe. On a vu des asphyxiés par le froid revenir à la vie après avoir passé un jour entier pour morts. Nous en avons étudié la cause dans le chapitre précédent. On les soigne comme les personnes noyées dans l'eau glacée, on peut les plonger quelques instants dans un bain de cette eau. Quand on est parvenu, avec une sage lenteur, à réchauffer un peu cet asphyxié, on peut aussi recourir pour lui à l'électricité, l'un des plus puissants et des meilleurs moyens contre les différentes espèces d'asphyxie.

Asphyxie par strangulation. — Il y a encore aujourd'hui des personnes assez ignorantes pour croire que, quand on trouve une personne pendue, on ne doit pas couper la corde qui la suspend. C'est une grave erreur et qui peut vous rendre coupable d'homicide par imprudence. Cette opinion, du reste, si fausse qu'elle soit aujourd'hui, est un vieux souvenir de l'époque où la potence était un des supplices infligés aux condamnés à la peine capitale, supplice moins cruel du reste et moins barbare que celui de la guillotine. Alors, couper la corde d'un pendu, c'était un attentat aux droits du roi ou aux droits du seigneur, quand la haute et la basse justice appartenaient à ce dernier. Le peuple était taillable et corvéable à plaisir. C'étaient d'affreux temps que nous devons maudire. Coupons la corde du pendu quand nous en rencontrons un, desserrons-la autour de son cou, ôtons-lui ses vêtements, étendons-le sur un lit, frictionnons-le, réchauffons-le comme un simple asphyxié, nous pourrons encore quelquefois le rappeler à la vie.

OZÈNE OU PUANTEUR DU NEZ. — Il y a des personnes dont le nez exhale naturellement une odeur infecte de punaise écrasée, qui répugne à tout le monde, à laquelle il est impossible de s'habituer.

Pour la faire cesser, il suffit souvent d'aspirer fortement, une ou deux fois par jour, de l'eau fraîche par les narines ; on entraîne ainsi les mucosités putrides qui causaient la mauvaise odeur. Au lieu d'eau pure, si l'odeur lui résiste, on peut employer la solution suivante, que l'on aspirera fréquemment par les narines pendant la journée : Chlorate de potasse ou chlorure de soude, cinq grammes ; eau, cent cinquante grammes. L'ozène peut être occasionné par des ulcérations syphilitiques que le médecin seul sait guérir.

CHAPITRE V

Maladies des organes de la digestion.

Il y a des êtres, dans les derniers degrés de l'échelle animale, qui vivent, changent de place, saisissent leur proie, l'avalent, la digèrent et se reproduisent sans nerfs et sans vaisseaux : ce sont par exemple les hydres, petits sacs membraneux que l'on peut retourner ; la peau devient l'estomac, l'estomac devient la peau, la vie et ses fonctions se continuent sans trouble, malgré cette opération si curieuse. Il y a plus, on coupe ces animaux en plusieurs morceaux, et chaque morceau devient bientôt une hydre en tout semblable aux autres. La peau et l'estomac sont donc les premiers organes qui apparaissent, ce sont les organes nécessaires, indispensables, les plus importants de tous, ceux qui dans toute la série animale exercent sur l'économie l'influence la plus puissante ; aussi le moindre dérangement qu'ils éprouvent retentit douloureusement dans l'organisation entière. C'est dans le trouble des fonctions de la peau et du tube digestif qu'il faut chercher la cause de la plupart de nos maladies, du plus grand nombre de nos accidents nerveux. La digestion répare continuellement les pertes du corps, lui fournit des forces nouvelles, apprête les éléments de toutes nos sécrétions, envoie continuellement au cerveau et à la moelle épinière le fluide électrique ou nerveux que les actions chimiques produisent sans cesse. Faut-il donc s'étonner si le tube digestif, aidé de son puissant appareil nerveux, et par lui en rapport avec tous les points de l'économie, surtout avec les glandes volumineuses qui l'environnent et lui sont annexées, exerce sur nous un empire aussi grand, aussi incontesté ?

MALADIES DE LA BOUCHE. — Sous l'influence de causes diverses, de l'humidité froide par exemple, d'aliments âcres, insuffisants ; de l'irritation produite par le tabac fumé ou mâché, par une maladie vénérienne, par un traitement mercuriel, par la contagion du muguet, etc., etc., la bouche peut s'irriter, s'ulcérer même ; elle devient souvent extrêmement fétide ; elle se couvre d'aphthes, de fausses membranes, des plaques blanchâtres du muguet, que tout le monde a vu chez les jeunes enfants. La salive est souvent sécrétée en quantité énorme, surtout à la suite de l'emploi du mercure. Il y a, contre ces diverses affections, un médicament précieux, c'est le chlorate de potasse. On le donne à la dose de 2 à 8 grammes par jour. On le fait fondre dans 120 grammes d'eau de gomme tiède, et on y ajoute ensuite 30 grammes de sirop simple, ou bien 15 grammes de sucre ou de miel. On fait prendre cette potion par cuillerée à bouche toutes les heures. On peut continuer ce traitement plusieurs jours de suite, si cela est nécessaire. Si des accidents vénériens sont la cause de la maladie de la bouche, il faut bien se garder de se croire guéri, après l'usage de cette potion ; il faut consulter sans retard son médecin, qui instituera le traitement nécessaire pour la guérison d'une maladie que l'on doit toujours considérer comme très grave.

Si l'inflammation de la bouche est très intense, on peut, outre cette potion, prescrire des bains tièdes prolongés. Ces bains, mais alors d'une durée seulement de quinze à trente minutes, répétés deux et trois fois par jour, si cela est nécessaire, sont excellents contre le muguet. Quand on aura à le traiter, il faudra se demander si les soins, l'habitation, le lait, les autres aliments sont convenables aux petits malades. Un lait trop vieux, de mauvaise qualité, une alimentation trop abondante, un mauvais logement et la contagion, développent cette maladie, qui peut facilement devenir mortelle si on ne sait pas l'attaquer dans ses causes. On la guérit bien, dit-on, en lavant souvent la bouche avec de l'eau salée.

— Les dents sont des organes d'une grande importance, que nous devons conserver de notre mieux. La plupart du temps, les personnes qui souffrent de l'estomac le doivent à ce qu'elles ne se servent pas de leurs dents comme elles devraient le faire, ou à ce que, les ayant perdues, elles avalent leurs aliments sans les mâcher, ce qui rend la digestion infiniment plus lente et plus difficile. Pour conserver ses dents le plus possible et pour échapper ainsi aux affreuses douleurs qu'elles occasionnent souvent quand elles deviennent malades, il faut éviter avec soin de boire des liquides froids pendant que l'on mange des aliments chauds. Les différences brusques dans la température de la bouche fendent l'émail des dents et deviennent ainsi l'origine, la cause première de beaucoup de caries dentaires. Il faut aussi tenir ses dents très propres; sans cela, il s'amasse entre la gencive et le collet de la dent du tartre, enduit jaunâtre, limoneux d'abord, mais devenant d'une grande dureté, qui écarte la gencive, l'enflamme, attaque l'émail de la dent lui-même, ébranle cette dernière, la fait carier et donne une mauvaise odeur à la bouche. Quand on a laissé s'amasser et se durcir ce tartre si laid à voir, il faut le faire enlever par un dentiste. On prévient sa formation en se nettoyant les dents tous les jours ou tous les deux jours avec de la poudre de charbon de bois blanc très fine, seule ou mélangée avec des os calcinés à blanc et réduits aussi en poudre impalpable : on en met un peu sur une brosse à dents ou, à son défaut, sur son doigt mouillé ; on frotte ses dents avec cette poudre, et on rince ensuite sa bouche avec de l'eau fraîche.

Les hommes exposés aux maux de dents se trouveront très bien de laisser croître leurs favoris et de porter un collier de barbe. L'habitude des lotions froides, de la tête aux pieds, en fortifiant beaucoup la constitution, met à l'abri des maux de dents, absolument inconnus dans les pays secs et chauds.

On peut opposer aux douleurs de dents les bains de jambes chauds, simples, alcalins ou sinapisés ; puis les substances adoucissantes dans la bouche, telles que le lait chaud pur ou bouilli avec des fleurs de mauve, de tilleul ; des racines de lis blanc, de guimauve. On se trouve bien quelquefois de mettre un peu de beurre frais ou d'huile récente d'amandes douces sur la dent douloureuse. Si le mal est dû à un refroidissement, on lui oppose avec succès des sachets très chauds de fleurs de sureau, de tilleul, de camomille, ou bien simplement des linges chauds repliés en trois ou quatre doubles. En continuant ces applications chaudes pendant un temps suffisant, elles triomphent de presque toutes les douleurs. Au lieu de ce puissant moyen, on peut recourir aux substances aromatiques, telles qu'une goutte d'huile essentielle de girofle sur la dent malade.

J'ai vu beaucoup de douleurs de dents céder au moyen suivant : Poivre et sel, de chaque une demi-cuillerée ; farine, une cuillerée ; eau-de-vie, quantité suffisante pour réduire le tout en une pâte molle que l'on applique, le soir, au moment du coucher, sur la joue, du côté douloureux, après avoir enveloppé cette pâte dans un linge fin. On a conseillé, pour faire tomber les dents cariées sans causer de douleur, de les remplir d'encens, ou bien de mettre dans la cavité, plusieurs jours de suite, une goutte de lait de tithymale ou de figuier, etc.; quand une dent est cariée, on doit chercher, non pas à la détruire plus vite que ne tend à le faire la maladie, mais, au contraire, à la conserver, à la guérir. Quand c'est une dent incisive ou une petite molaire surtout qui est cariée, il faut, après l'avoir nettoyée, en cautériser toute la partie sensible à l'aide d'un fer rouge à blanc. Aussitôt appliqué on retire ce fer pour le réappliquer, autant que cela sera nécessaire, en mettant entre chaque application un intervalle d'une ou deux minutes ; puis le lendemain ou le surlendemain, en l'absence de toute espèce de douleur, après avoir bien nettoyé la cavité de la dent, on la remplit soit avec du plomb laminé, de l'or en feuilles, du métal fusible de Darcet, ou telle autre préparation également convenable au but qu'on se propose. Les douleurs de dents cèdent aussi à l'opium (on peut en mettre 2 ou 3 centigrammes dans une dent creuse); au chloroforme, que l'on applique, à l'aide d'un peu de coton, sur la dent malade; à la créosote, et à une foule d'autres moyens analogues.

La saignée du bras, les ventouses scarifiées à la nuque, un vésicatoire sous le menton, derrière les oreilles, un emplâtre d'opium à la tempe, voilà encore toute une série de remèdes qui nécessitent l'intervention du médecin, et pour un simple mal de dent, tant le médecin est indispensable aux malades! Quand une dent est cassée et que la partie qui reste dans la bouche irrite la langue ou la joue, il faut en limer les pointes, et en attendant que l'on puisse faire cette petite opération, il faut couvrir de cire la dent, pour l'empêcher d'offenser les parties voisines. C'est presque le seul cas où il soit permis d'employer la lime dans la bouche.

Souvent les dents s'ébranlent dans la bouche tantôt à la suite d'un traitement mercuriel, tantôt à la suite d'une affection scorbutique ou de toute autre maladie des gencives. Elles s'ébranlent encore chez les vieillards, et toujours quand cet accident leur arrive il rend la mastication et, par suite, la digestion, très difficiles. On pare à cette infirmité par le remède suivant : Trois fois par jour, avant chaque repas, on frictionne légèrement ses dents et ses gencives, en dedans et en dehors, en se servant de son doigt mouillé ou d'une brosse à dents, avec poudre de charbon de bois blanc, 2 parties, poudre de racine de ratanhia, 1 partie, bien mêlés. Les anciens cautérisaient alors la gencive avec le fer rouge, moyen excellent et peu douloureux.

MAUVAISE HALEINE. — Une mauvaise haleine est quelque chose d'extrêmement pénible, c'est une infirmité qui incommode tous ceux qui vous entourent. Elle peut venir de la malpropreté de la bouche : elle est alors facile à guérir ; elle peut tenir à de mauvaises digestions, nous en trouverons plus loin le remède ; elle peut dépendre d'ulcères syphilitiques, il faut, dans ce cas, en appeler à son médecin ; elle peut dépendre aussi d'une maladie momentanée de la muqueuse de la bouche, j'ai déjà indiqué contre elle le chlorate de potasse ; enfin, elle peut tenir à des conditions organiques contre lesquelles il faut constamment lutter. Dans ce cas, on se trouvera bien de se laver les gencives trois ou quatre fois par jour avec la préparation suivante : chlorure de chaux sec, 2 grammes ; faites dissoudre dans 50 grammes d'eau ; ou bien encore, chlorure de soude, 10 grammes, eau 100 grammes, mêlez. Le cachou de Bologne, à son défaut le jus de réglisse noir sont aussi très utiles contre la fétidité de l'haleine.

RÉTRÉCISSEMENT DE L'ŒSOPHAGE ET MATIÈRES ARRÊTÉES DANS CE CONDUIT. — L'œsophage est le conduit par lequel les aliments et les boissons descendent de la bouche dans l'estomac. Il peut éprouver des rétrécissements spasmodiques qui empêchent l'arrivée des aliments dans l'estomac et peuvent amener ainsi des accidents très graves. On en triomphe à l'aide d'un morceau d'éponge fine et mouillée, solidement attachée à l'extrémité d'une baleine suffisamment souple et assez longue pour pouvoir au besoin arriver jusque dans l'estomac. On a retiré à l'aide de ce moyen un sou avalé par un enfant de deux ans, et qui, depuis quinze jours, était arrêté au milieu de l'œsophage. Ce procédé peut être opposé aussi aux rétrécissements dus à l'épaississement des tissus; il agit comme le fait la sonde dans les rétrécissements de l'urètre. Mais un médecin seul peut l'employer. Il sert aussi à pousser dans l'estomac un morceau de viande, de pain ou d'autres aliments, arrêtés à moitié chemin. Il peut servir encore à faire descendre dans l'estomac un os arrondi, une bille ou tout autre corps étranger descendu trop bas pour pouvoir être retiré, et dont la présence dans le tube intestinal ne peut pas être nuisible. Quand une arête, un os pointu ou tout autre corps étranger est fixé dans le haut de l'œsophage, où il cause souvent de vives douleurs, il faut, si cela est possible, chercher à le retirer avec les doigts, profondément enfoncés dans la bouche. Les médecins ont pour cela des pinces recourbées et d'autres instruments qui ne suffisent pas toujours. Il faut quelquefois ouvrir l'œsophage. C'est une opération grave que l'on ne pratique que dans un cas d'extrême danger. Quand on a avalé un corps pointu qui peut blesser l'œsophage ou les autres parties du tube intestinal, et qu'on ne peut pas le retirer, il faut manger de la mie de pain tendre, de gros herbages en quantité un peu considérable, et recourir aux laxatifs, à l'huile de ricin, par exemple, à la dose d'une once, pour entraîner le plus vite possible le corps que l'on redoute. Les os pointus, les arêtes, une fois arrivés dans l'estomac, y sont bientôt digérés.

Le cancer, qui ne respecte aucun de nos tissus, s'attaque à l'œsophage comme à la bouche. Le cancer de la bouche est très souvent guérissable, comme celui du nez, quand on appelle à temps un médecin habile.

GASTRITE AIGUE. — Une grande sensibilité à la région épigastrique et que la pression augmente, des douleurs profondes qui s'accroissent par la présence des aliments et des boissons, ainsi que par l'exercice ; des pulsations artérielles dans le haut du ventre, souvent perçues plus facilement par le malade lui-même que par son médecin ; la fièvre pendant la digestion, la rougeur, la sécheresse de la langue, la soif, le dégout des aliments ou une faim exagérée, une petite toux que l'on appelle toux gastrique, habituellement une grande lassitude, souvent des douleurs de tête, sont des accidents qui accompagnent d'ordinaire la gastrite aiguë légère. Elle est occasionnée par des écarts de régime, par des aliments de mauvaise nature, ou accidentellement mêlés à des poisons à petite dose, tels que des sels de plomb ou de cuivre ; elle peut être due aussi à des coups sur la région de l'estomac, à une métastase goutteuse, dartreuse, rhumatismale, à la suppression des règles, des hémorroïdes, d'une transpiration habituelle, à de violents chagrins, à la colère. Il faut en rechercher soigneusement la cause, non-seulement pour l'empêcher d'ajouter incessamment au mal, si elle subsiste encore, mais encore parce que chaque cause imprime à la maladie un cachet différent qui nécessite presque toujours des modifications importantes dans le traitement à prescrire contre elle.

Une diète sévère d'abord, des boissons adoucissantes, des bains tièdes d'autant plus prolongés que les douleurs sont plus fortes, que les accidents sont plus prononcés, l'application de ventouses sèches ou scarifiées à l'épigastre et au bas des épaules, de chaque côté de l'épine du dos, ventouses que l'on pourra réappliquer pendant quelque temps tous les deux jours, en les laissant vingt ou vingt-cinq minutes chaque fois, des cataplasmes émollients à l'épigastre pendant l'intervalle d'un bain à l'autre, des aliments très légers, tels que le lait caillé et écrémé, le lait, surtout au sortir du pis de la vache, les farineux à l'eau et au lait ou à l'eau et au beurre, peu salés ou légèrement sucrés ; les farineux au bouillon léger, les viandes blanches, en quantité bien modérée, constitueront la base du traitement de cette maladie, et tout son traitement si elle n'est due qu'à des écarts de régime.

Si la diète doit être sévère au début de cette affection, il est cependant rare qu'elle ait besoin d'être absolue ; une cuillerée de lait caillé, de panade claire, à l'eau à peine salée, de semoule à l'eau ou au bouillon léger de viandes blanches, pourra être donnée toutes les quatre heures, si elle est bien supportée ; puis, à mesure que le rétablissement se prononcera davantage, on augmentera les aliments avec une sage lenteur et on ramènera insensiblement le convalescent au régime de la santé. Une diète absolue dans les maladies aiguës, ou trop sévère dans les maladies chroniques, fait habituellement le plus grand mal. Il y a là un écueil grave à éviter, le trop ou le trop peu, et la plupart du temps un médecin, seul est apte à le faire. Les anciens nourrissaient leurs malades avec de la tisane d'orge ; c'était une décoction d'orge habituellement assez chargée.

Si l'homme intempérant, amené à la convalescence, ne renonce pas aux écarts de régime qui, une première fois déjà, avaient gravement compromis sa santé, il retombe bientôt plus malade, et il arrive vite, souvent après d'affreuses souffrances, au terme de la vie. Parmi les écarts de régime dont je parle, je mets en première ligne l'habitude de boire du vin, de la bière entre ses repas, et celle bien plus nuisible encore de boire de l'eau-de-vie et surtout de l'absinthe, liqueur détestable qui mène presqu'invariablement très vite tous ceux qui s'y habituent au ramollissement du cerveau, à la folie et à l'imbécillité, quand elle ne les tue pas par le cancer de l'estomac.

Si la gastrite est le résultat d'aliments de mauvaise nature, de viandes gâtées, de pain fait avec des farines altérées, il faut, à tout prix, renoncer à ces aliments, dont l'usage prolongé aurait les plus graves inconvénients. Je dois signaler ici, comme un des poisons les plus dangereux que l'on puisse rencontrer dans le pain, l'ergot du seigle, qui, indépendamment de beaucoup de troubles dans la digestion et d'accidents nerveux, amène facilement la gangrène des jambes et des mains.

La gastrite aiguë peut être produite par un poison métallique. Il faut, autant que possible, en déterminer la nature. Ce poison sera le plus souvent un sel de cuivre ou de plomb, dû le premier à des casseroles non étamées ou mal étamées, qui auront servi à préparer des aliments acides surtout, ou des boissons de même nature. Le second est dû à des vases de plomb dans lesquels auront séjourné des aliments ou des boissons acides surtout, et même de l'eau pure qui, à la longue, en présence de l'acide carbonique de l'air, peut dissoudre du carbonate de plomb ; à des vases en terre commune, souvent recouverts d'un émail en plomb qui, dans les fours surtout, se fond avec les aliments, ou à de l'acétate ou sucre de plomb, que les marchands mettent quelquefois dans leur vin pour en dissimuler l'aigreur, crime que la loi punit sévèrement du reste.

L'empoisonnement sera d'autant plus certain, qu'un plus grand nombre de personnes ayant fait usage des boissons ou des aliments suspects en auront éprouvé des accidents à peu près semblables.

EMPOISONNEMENT PAR LES SELS DE CUIVRE. — Si l'empoisonnement a été causé par le cuivre, et s'il est assez récent pour que les matières empoisonnées soient encore dans l'estomac, on fera boire abondamment de l'eau tiède, à laquelle on aura ajouté, par litre, deux blancs d'œufs battus en neige, on excitera ensuite les vomissements en introduisant les doigts dans la gorge, et en faisant boire de l'eau albumineuse chaque fois que le malade aura vomi. On provoquera des selles abondantes en faisant prendre de l'huile de ricin à la dose de 45 grammes pour un adulte, de moitié ou du quart pour les enfants. On donnera ensuite une cuillerée à café de sirop diacode d'heure en heure, si les douleurs sont très vives, ou, à son défaut, la potion de têtes de pavots indiquée au commencement de ce volume. L'eau sucrée convient aussi dans cet empoisonnement.

EMPOISONNEMENT PAR LES SELS DE PLOMB. — Si ce sont les sels de plomb qui ont produit les accidents que l'on doit combattre, et si les matières empoisonnées sont encore dans l'estomac, il faut provoquer le vomissement par de l'eau tiède bue en grande abondance, dans chaque litre de laquelle on fera fondre 15 grammes de sulfate de soude ou de magnésie. L'eau sucrée sera employée à défaut de ces sels. On provoquera des garde-robes abondantes à l'aide de lavements, en attendant que le sulfate de soude ou de magnésie ait son action purgative. On traitera les accidents consécutifs comme ceux de la gastrite aiguë.

EMPOISONNEMENT PAR LA PIERRE INFERNALE. — Si on avait avalé une solution de nitrate d'argent, ou pierre infernale, il faudrait boire en grande quantité de l'eau salée, et exciter encore le vomissement à l'aide des doigts.

EMPOISONNEMENT PAR L'ARSENIC. — Il est plus rare depuis que l'on a interdit la vente de ce poison, auquel il faut opposer les vomissements et la magnésie à haute dose, ainsi que le lait, en attendant le médecin.

EMPOISONNEMENT PAR LE PHOSPHORE. — Aussi longtemps que le gouvernement n'interdira pas la vente des allumettes phosphoriques actuelles, et ne les fera pas remplacer par les allumettes au phosphore rouge ou amorphe, nous serons exposés à rencontrer souvent des empoisonnements par le phosphore. Ils sont bien plutôt le résultat de l'imprudence que ceux du crime, qui cependant peut s'en servir aussi comme d'une arme très redoutable. La science, heureusement, est assez parfaite aujourd'hui pour pouvoir retrouver dans l'économie, souvent plusieurs années après la mort, jusqu'aux moindres traces des poisons employés. Que les empoisonneurs le sachent donc bien : sur cent cadavres empoisonnés, la science retrouvera cent fois le poison.

Dès que l'on a avalé du phosphore, soit seul, soit dans ses aliments, il faut se hâter de vomir en introduisant ses doigts dans sa bouche et en buvant abondamment de l'eau, en attendant qu'on puisse avoir, soit 15 centigrammes d'émétique à prendre dans deux verres d'eau tiède avalés coup sur coup, soit 13 décigrammes d'ipécacuanha divisés en trois doses, pour en prendre une dans un peu d'eau, de dix en dix minutes, soit, à leur défaut, 1 décigramme de sulfate de cuivre, ou couperose bleue, fondu dans deux cuillerées d'eau tiède, que l'on avalera en une fois, en répétant la même dose et de la même manière si au bout de cinq minutes le vomissement ne se produit pas. On pourra boire ensuite de l'eau de savon, 15 grammes pour 1 litre, de l'eau de racines de guimauve, de graine de lin, de gomme. On se gardera de boire de l'huile ou des boissons huileuses, qui dissoudraient le phosphore et le rendraient bien plus dangereux.

EMPOISONNEMENT PAR LES CHAMPIGNONS. — Si l'empoisonnement est dû à des champignons vénéneux, six ou huit heures après les avoir mangés on éprouve de l'anxiété, des défaillances, des nausées, des vomissements ; le pouls devient petit et intermittent, le ventre se tend, les extrémités se refroidissent ; il y a souvent stupeur, somnolence. Il faut, comme dans tous les autres empoisonnements, appeler en hâte son médecin, et, en attendant son arrivée, qui peut être tardive, on donnera 15 centigrammes d'émétique à un adulte, 5 centigrammes seulement à un enfant en bas âge. On fera fondre l'émétique dans un verre ou un verre et demi d'eau tiède. A défaut de ce sel, on pourra administrer l'ipécacuanha, comme dans l'empoisonnement par le phosphore. En attendant ces moyens, on boira beaucoup d'eau tiède, et on se fera vomir en mettant ses doigts dans sa bouche. Après avoir vomi, on fera boire à haute dose de l'huile d'olive, ou telle autre huile douce que l'on trouvera dans le ménage, et sous la forme suivante : huile douce, 40 grammes, un jaune d'œuf, mêlez parfaitement ; puis ajoutez peu à peu, en agitant bien le mélange, 60 grammes d'eau sucrée, et buvez en une ou deux fois cette potion, que vous répéterez d'heure en heure jusqu'à effet purgatif. Au lieu d'huile, on prendra 40 et même 50 grammes de sulfate de soude ou de magnésie dans quatre verres d'eau, de dix minutes en dix minutes, si on peut se procurer un de ces sels. On donnera toujours la moitié ou le quart seulement de ces doses aux enfants, suivant leur âge et leur force.

Quel que soit le temps écoulé depuis l'empoisonnement, on aura recours au vomitif si on en a à sa disposition ; au cas contraire, après avoir bu abondamment de l'eau tiède, on se fera vomir en mettant ses doigts au fond de sa bouche, et on donnera l'huile en potion et des lavements huileux. On soutiendra les forces des malades à l'aide d'un peu de bouillon, d'émulsion de jaune d'œuf, ou lait de poule, de quelques demi-cuillerées de sirop d'éther.

L'IVRESSE. — L'ivresse est quelquefois le résultat d'un accident, plutôt que celui d'une habitude coupable ; elle peut tuer : il faut donc savoir la combattre. On fait vomir les malades avec de l'émétique, ou en chatouillant le fond de leur bouche avec les barbes d'une plume. On leur fait boire aussi, soit 2 grammes d'acétate d'ammoniaque, soit 15 gouttes d'ammoniaque dans un verre d'eau contenant 200 grammes. On leur administre des lavements au savon ou au sel. On les réchauffe ; quelquefois, à la campagne, on les a utilement enterrés jusqu'au cou dans du fumier chaud : c'est un lit digne d'un ivrogne.

EMPOISONNEMENT PAR LES ACIDES. — L'empoisonnement par les acides concentrés, tels que l'acide sulfurique ou huile de vitriol, l'eau forte, etc., agit avec une rapidité terrible, et s'accompagne des accidents de la gastrite suraiguë portés au plus haut degré. Il faut, en grande hâte, faire boire abondamment de l'eau de savon, quinze grammes de savon pour un litre d'eau, administrer aussi de la craie en poudre délayée dans de l'eau, et, en attendant ces préparations, qui exigent encore un peu de temps, faire boire de l'eau ordinaire à haute dose et faire vomir.

EMPOISONNEMENT PAR LES ALCALIS. — Une solution concentrée de potasse, de soude d'ammoniaque ou de chaux, peut produire des accidents aussi graves que ceux dus aux acides concentrés. L'eau pure, l'eau vinaigrée, la limonade, prises à grande dose, sont les remèdes de ces empoisonnements, qui exigent encore des vomissements répétés.

En règle générale, faites vomir les empoisonnés le plus que vous le pourrez, et hâtez-vous d'appeler un médecin à votre aide, sans ralentir pour cela les soins qu'il faut prodiguer à ces malades.

—

Si les accidents qui caractérisent la gastrite aiguë se développent chez une personne sujette à des douleurs rhumatismales ou goutteuses, il faudra faire une grande part à ces maladies : presque toujours alors la gastrite ne sera qu'une métastase. Les bains tièdes alcalins, ou les bains chauds et courts (voyez au commencement du volume), seront très utiles contre ces complications, ainsi que les ventouses sèches ou scarifiées à l'épigastre et au dos, les sinapismes appliqués, pendant dix ou quinze minutes, deux ou trois fois dans la journée, sur la partie où siége habituellement la maladie, et l'acupuncture à l'épigastre; on laissera les épingles deux ou trois jours en place, si elles ne gênent pas trop. Souvent l'application d'un emplâtre doux, tel que le papier Fayard, le papier chimique, le papier Wlinski, suffit pour faire cesser instantanément ces gastrites rhumatismales, auxquelles il faut appliquer, du reste, le régime des gastrites simples. La gastrite aiguë peut être due à une métastase dartreuse; c'est ainsi que l'on voit souvent la croûte laiteuse des enfants remplacée par des accidents gastriques et nerveux fort graves. Dans ces cas, des bains tièdes prolongés, de petits vésicatoires sur les joues ou la tête, la diète, les lavements, conviennent beaucoup.

Si la gastrite succède à la suppression des règles ou d'hémorroïdes habituelles, il faut, tout en traitant cette maladie, chercher à rappeler l'hémorrhagie disparue. On y parviendra à l'aide de frictions stimulantes des hanches aux pieds. On se servira d'eau de Cologne, de vin aromatique ou de savon ammoniacal. Les frictions sèches, le massage sur ces régions, seront aussi très utiles, ainsi que les bains de vapeur de siége avec des plantes aromatiques, et de 20 à 30 grammes d'ammoniaque par bain. Souvent alors deux sangsues appliquées au siége ou au bas-ventre produisent une déplétion très utile.

Si la gastrite est produite par la suppression d'une sueur habituelle des pieds, des mains ou de toute autre partie du corps, n'espérez pas guérir votre malade tant que cette sueur ne sera pas rétablie. Des bains alcalins chauds et courts, ou des bains de vapeur, un lit bien chauffé et bien couvert en en sortant, une sueur abondante que l'on maintiendra pendant trois quarts d'heure ou une heure ajouteront donc beaucoup alors à l'efficacité du traitement de la gastrite. On peut très utilement aussi faire, trois ou quatre fois par jour, sur les parties à réchauffer, des lotions avec un liniment antigoutteux.

Les maladies aiguës et la gastrite, entre autres, provoquées par le chagrin, sont d'autant plus redoutables que la cause vient sans cesse ajouter au mal. Les bains très prolongés, les préparations opiacées et, parmi elles, la potion préparée avec la tête de pavot, suivant la formule déjà indiquée, sont très utiles contre cette forme de la gastrite. Il faut entourer le malade de preuves d'affection, lui parler de tout ce qui peut l'intéresser encore dans ce monde, lui faire entrevoir comme proches des temps meilleurs et lui dire le courage dont les plus heureux en apparence ont si souvent besoin pour supporter les misères de la vie. La colère, cette triste et laide passion qui empoisonne tant d'existences et perd tant de ménages, ne cause pas seulement des attaques d'apoplexie et des dartres, elle peut aussi produire des gastrites aiguës. On les traitera comme celles qui sont produites par les écarts de régime.

La gastrite aiguë peut revêtir des formes bien plus graves que celles que nous avons décrites. La présence du médecin est d'autant plus nécessaire alors, que les personnes étrangères à la médecine peuvent facilement confondre avec la gastrite très aiguë une hernie étranglée, une inflammation grave de l'intestin, un ileus ou miserere, un empoisonnement.

INFLAMMATION AIGUE DE L'INTESTIN.— Dans cette maladie, la douleur, au lieu d'être ressentie au creux de l'estomac, l'est dans une partie plus basse du ventre, qui est lui-même ballonné, chaud et souvent si douloureux qu'il ne peut pas supporter la moindre pression. Il y a vomissements de bile, de mucosités, puis de matières fécales, le malade est tourmenté par le hoquet, une soif ardente, son pouls est petit et serré. Les saignées générale et locale, des potions huileuses, des potions gommeuses avec addition d'alcoolature d'aconit ou d'extrait d'aconit, des frictions grasses sur le ventre, et mieux des frictions avec l'onguent mercuriel, des fomentations émollientes préparées avec la décoction de têtes de pavot, des cataplasmes de même nature et bien chauds, si le malade peut les supporter, des lavements émollients toutes les quatre heures, l'acupuncture, mais surtout les bains conviennent alors. Le bain tiède très prolongé est un excellent remède contre la plupart des surexcitations morbides ; mais quand les douleurs sont violentes, et elles le sont tellement dans la maladie dont nous

nous occupons qu'on l'a justement nommée le miserere, le bain tiède a une action trop lente, il faut en appeler au bain chaud, d'abord à 36 ou 38 degrés centigrades, bain que l'on pourra laisser lentement refroidir pour le maintenir ensuite à 34 ou 35 degrés seulement. Ce traitement par les bains est probablement le meilleur à opposer à cette maladie, quelle qu'en soit la cause, pourvu que l'on ait d'abord convenablement combattu cette dernière, si elle est de nature toxique ou vermineuse surtout.

L'inflammation aiguë de l'intestin est due quelquefois à des invaginations et à des étranglements que quelques chirurgiens ont osé combattre par une opération qui n'a pas toujours été infructueuse.

A la suite d'une maladie aussi grave, il est souvent nécessaire de recourir aux préparations opiacées pour calmer le système nerveux, dont l'ébranlement survit souvent à l'inflammation intestinale; mais le médecin seul peut apprécier leur plus ou moins d'utilité et les prescrire.

LA HERNIE ÉTRANGLÉE. — Les hernies mal contenues par de mauvais bandages ou abandonnées sans soutien s'étranglent souvent et reproduisent tous les symptômes de l'inflammation intestinale; mais un médecin, qu'il faut appeler en grande hâte alors, ne s'y trompe jamais. J'ai déjà dit au commencement de cet ouvrage le parti que l'on peut retirer alors des applications chaudes sur la tumeur herniaire : ces applications, en rendant plus facile pour le médecin la réduction de la hernie, si on peut la réduire encore, auront en outre l'avantage, en diminuant l'inflammation, de rendre l'opération moins dangereuse si elle devient nécessaire. Il est d'autant plus important de se hâter d'appeler un médecin quand un malade a une hernie étranglée que souvent, chez les sujets jeunes et forts surtout, l'intestin peut être gangréné en quinze ou dix-huit heures, et la mort est alors à peu près toujours inévitable.

Les hernies ou descentes sont des accidents très communs, puisque l'on estime que sur vingt personnes il y en a au moins une qui en soit atteinte. Elles peuvent occuper toutes les parties du ventre, mais c'est surtout au nombril, hernie ombilicale, à l'aine, hernie inguinale, au pli de la cuisse, hernie crurale, qu'elles se montrent le plus. Les femmes qui ont eu beaucoup d'enfants sont sujettes à la hernie de la ligne blanche, hernie que l'on connaît sous le nom d'éventration et qui occcupe le milieu du ventre, surtout depuis le nombril jusqu'au bas de cette cavité. On la maintient à l'aide d'un corset particulier. Entre le nombril et l'os de la fourchette, au sommet du creux de l'estomac, on rencontre encore des hernies habituellement peu apparentes qui sont la source de douleurs souvent très vives, quand on ne sait pas les reconnaître et les maintenir réduites.

Dès qu'un malade s'aperçoit qu'il a une hernie, il faut qu'il cherche à la faire rentrer ; pour cela il doit se coucher à l'instant même, en tenant son bassin légèrement élevé et sa poitrine un peu inclinée vers le ventre, ce qu'il obtiendra à l'aide de coussins; il tiendra en outre ses cuisses à demi fléchies, il gardera le silence, et, saisissant sa tumeur à deux mains, il la soulèvera légèrement comme pour l'écarter du ventre, et, si elle est ombilicale, il la refoulera lentement, doucement d'avant en arrière, en la soutenant dans son pourtour pour l'empêcher de s'élargir, ce qui rendrait sa réduction impossible, il cherchera surtout à faire rentrer d'abord les parties les plus voisines du ventre. La hernie réduite, il la maintiendra avec un bandage élastique, à large pelotte convexe, mais en attendant qu'il ait pu s'en procurer un convenable, il prendra un disque de métal en rapport avec l'ouverture qui donne passage à la hernie, il enveloppera ce disque dans quelques doubles d'un linge doux, il le fixera à une large bande de toile et l'appliquera sur le nombril où il sera maintenu par trois ou quatre tours de bande.

La hernie inguinale, celle qui descend souvent jusque dans les bourses, le scrotum, sera réduite en l'écartant d'abord un peu du ventre, en refoulant obliquement en haut et en dehors la tumeur, et en cherchant toujours à faire rentrer d'abord la partie la plus voisine du ventre. On agira de la même manière pour réduire la hernie crurale. On tirera doucement en bas la tumeur, puis, en la soutenant bien avec les doigts, on la repoussera en haut et en arrière, et en agissant avec beaucoup de lenteur. La hernie réduite, il faut la maintenir avec un bandage que l'on gardera le jour et la nuit, en le renouvelant assez à temps pour l'empêcher de se briser par suite d'usure. On trouve des bandages chez tous les pharmaciens. Il y a des hernies anciennes que l'on ne peut plus réduire complétement, par suite d'adhérences ou par d'autres causes ; on les maintient à l'aide de bandages à pelotes concaves. Si on ne peut pas réduire soi-même sa hernie, il faut éviter de l'irriter par des tentatives trop soutenues, la couvrir de cataplasmes entretenus bien chauds, garder dans son lit la position que j'ai recommandée, et attendre son médecin. S'il devait tarder quelques heures à venir, on ferait bien de prendre 30 ou 40 grammes d'huile de ricin.

LA DYSSENTERIE. — La dyssenterie épidémique débute ordinairement par des coliques sourdes, une diarrhée bilieuse ; la fièvre se déclare ensuite avec un besoin incessant d'aller à la selle. Les selles sont petites, muqueuses, blanchâtres, puis sanguinolentes. Si la maladie continue, les douleurs vont en augmentant, ainsi que la fièvre. Les selles sont si nombreuses, elles épuisent tellement le malade, qu'il faut souvent le garnir de linges et le laisser aller sous lui. Ces selles ont une odeur fétide particulière ; elles sont tantôt rougeâtres comme de la chair lavée, tantôt brunâtres et même noires. La figure est profondément altérée, la soif continuelle, et, chaque fois que le malade la satisfait, ses épreintes redoublent. Cette maladie n'est pas seulement épidémique, elle est contagieuse, et si elle se répandait sur d'aussi vastes espaces qu'elle le faisait au moyen âge, sous la double influence de la misère des populations et de l'absence complète d'hygiène publique, elle serait plus meurtrière encore que le choléra. Le froid humide, dans les saisons chaudes, de grands rassemblements d'hommes dans les camps, sans précautions de propreté suffisantes, une mauvaise nourriture, des fruits mal mûrs comme les raisins qui, dans la mémorable campagne de 1792, donnèrent une dyssenterie très grave à l'armée prussienne, de l'air infecté par des cadavres, de l'eau putréfiée en boisson, et la contagion, sont les causes ordinaires de cette maladie si meurtrière. Quand elle règne, il faut porter une ceinture de flanelle autour du ventre, renouveler souvent l'air de ses appartements, entretenir dans sa maison et autour d'elle la plus grande propreté, recourir souvent aux fumigations de chlore, éviter les écarts de régime et soigner la diarrhée la plus légère comme si c'était déjà la dyssenterie. Si on a dans sa famille des personnes atteintes par cette maladie, il faudra mettre du chlorure de chaux dans leur vase de nuit, dans les latrines et partout où il y aura des excréments suspects, car ils sont un des plus puissants moyens de propager ce fléau ; mais il faudra surtout s'appliquer à arrêter la dyssenterie dès son début, autant que cela sera possible, car plus on la laissera durer, plus le malade s'affaiblira, plus elle deviendra grave. Les conseils d'un médecin habile sont indispensables pour traiter la dyssenterie épidémique. Au début, on pourra prescrire la potion suivante : extrait de cachou, de ratanhia, de laudanum de Sydenham, de chaque, 1 gramme ; eau, 150 grammes ; sucre, miel ou sirop, quantité suffisante, à prendre par deux ou trois cuillerées à bouche toutes les heures. On ne donnera que les trois quarts, la moitié ou même le quart de cette dose de médicaments, dans la même quantité d'eau, aux personnes faibles et aux enfants. On fera boire de la tisane de racine de ratanhia ou, à son défaut, d'écorce de jeunes rameaux de chêne de trois ou quatre ans, à la dose de 8 à 15 grammes pour un litre d'eau. Je parle d'écorce sèche. On ne boira cette tisane que par petits coups, en l'alternant, par exemple, avec celle de blancs d'œufs (un blanc d'œuf bien battu dans un demi-litre d'eau sucrée). Si les douleurs de ventre sont fortes, on leur opposera de larges cataplasmes de graine de lin ou des fomentations émollientes entourant toute la moitié inférieure du tronc, et mieux encore des bains chauds à 36 et même 38 degrés centigrades, si à 34 ou 35 degrés ils ne calment pas suffisamment. Si le bain n'est que tiède, le malade pourra y passer la journée entière, s'il s'y trouve bien. Si le bain est chaud, on le prescrira de dix minutes.à une demi-heure, une heure même de durée, d'autant plus long que les douleurs seront plus vives et qu'il sera mieux supporté. Si la dyssenterie n'est pas grave, on pourra, au début, se contenter de prendre, deux, trois et même quatre fois par jour, de deux à cinq gouttes de laudanum de Sydenham sur un morceau de sucre, comme on le faisait pour combattre la cholérine. C'est encore un excellent moyen contre le plus grand nombre des coliques qui sont ou non accompagnées de dévoiement. On a opposé à la dyssenterie, parfois avec un grand succès, l'ipécacuanha à dose vomitive, soit 1 grammes 25 centigrammes, divisés en trois ou quatre doses, à prendre de quart d'heure en quart d'heure pour un adulte, soit la moitié ou le quart pour un enfant ou pour une personne faible. Le lendemain, on administre une médecine douce, telle que celle-ci : manne et tamarin, de chaque, 30 grammes ; eau chaude, 120 grammes ; délayez et laissez infuser pendant une heure, passez ensuite à travers un linge, et ajoutez : sulfate de soude, 10 grammes ; tartrate antimonié de potasse, 5 centigrammes, à prendre par cuillerée à bouche toutes les heures. Si le surlendemain la dyssenterie continuait, on donnerait la potion suivante : mucilage de gomme arabique, 30 grammes ; eau de fontaine, 200 grammes ; laudanum de Sydenham, 80 centigrammes ; sirop simple, 30 grammes ; une cuillerée toutes les heures d'abord pour un adulte, le quart ou la moitié pour les personnes plus jeunes ou très faibles. Comme tisane, on prescrira l'eau d'orge, de gomme, de guimauve ou de blanc d'œuf, en recommandant de ne boire que peu à la fois. La convalescence de la dyssenterie exige encore les conseils d'un médecin habile, car cette maladie laisse ordinairement à sa suite de longues et pénibles traces.

EMBARRAS GASTRIQUE. — L'embarras gastrique est caractérisé par des douleurs de tête, la perte de l'appétit, l'enduit jaunâtre de la langue, des envies de vomir, une grande lassitude, et souvent par des coliques et du dévoiement. Il faut toujours rechercher sa cause pour nous soustraire à son action, ce qui suffit souvent pour le guérir. On lui oppose en outre la diète et quelques tisanes rafraîchissantes, telles que la limonade, la tisane de chiendent et de réglisse. Si cela ne suffit pas, on s'en délivre à l'aide de 10 ou 15 centigrammes d'émétique dans un verre d'eau tiède, ou d'un purgatif salin, tel que 30 ou 40 grammes de sulfate de soude ou de magnésie, dans trois verres d'eau, pour en boire un tous les quarts d'heure. On prend cette médecine le matin à jeun. Si, dans l'embarras gastrique, on a le creux de l'estomac douloureux au toucher, la langue rouge à la pointe, si on a des palpitations, on se contente de la diète, des boissons déjà indiquées, de bains tièdes et de ventouses sèches ou scarifiées à l'épigastre et entre les épaules. Si l'embarras gastrique est dû à un refroidissement, on le combattra surtout par des bains alcalins.

DES GAZ OU VENTS. — Les vents, qui se produisent habituellement dans le tube intestinal, sont pour un certain nombre de personnes une maladie souvent très grave, non pas parce qu'elle compromet la vie, mais parce qu'elle l'accable de souffrances. L'estomac et les intestins, habituellement distendus, s'affaiblissent à un haut degré, les digestions sont toujours lentes, difficiles et souvent très douloureuses ; c'est alors que se produisent les vents. Ils peuvent doubler, tripler le volume du ventre, et, pour ne pas étouffer, les malades sont souvent forcés de se faire vomir en mettant leurs doigts dans leur bouche. Il faut bien étudier la cause de cette maladie ; on la trouvera presque toujours dans une violation habituelle des lois de l'hygiène : si une mastication plus complète, un meilleur choix des aliments, ou des aliments un peu plus assaisonnés, le soin de ne pas trop boire en mangeant, ne serait-ce que de l'eau pure, et de ne pas boire entre ses repas, un logement plus sec, plus chaud, plus éclairé et plus vaste, des vêtements plus chauds aussi, un exercice plus soutenu, toujours en rapport avec les forces, et le calme de l'âme ne suffisaient pas à la guérison de cette pénible infirmité, comme elle est presque toujours accompagnée par la faiblesse de la muqueuse intestinale et surtout du muscle que cette dernière recouvre, on se trouverait bien de l'électricité d'induction appliquée sur le ventre, au moment de la digestion surtout. Le massage sera aussi d'un grand secours dans ce cas, de même que les infusions de mélisse, de semences d'anis, de fenouil, de coriandre, de thé suisse. Voici une préparation qui réussit contre les vents, quand l'estomac et les intestins ne sont qu'affaiblis : noix de galle en poudre, 4 grammes ; sirop d'écorce d'orange, 90 grammes ; eau de fenouil, 180 grammes ; faites une potion pour en prendre une cuillerée d'heure en heure.

GASTRITE CHRONIQUE ET GASTRALGIE. — On désigne sous ces noms une longue série d'affections de l'estomac sans chaleur anormale de la peau et presque toujours sans fièvre, qui sont caractérisées par des digestions plus ou moins difficiles, plus ou moins douloureuses, un appétit

très irrégulier, des aigreurs, des nausées, des douleurs de tête, une tristesse sans motif. Quand la
digestion se fait, tous les accidents s'aggravent,
et la digestion dure souvent pendant la journée
entière. Les uns doivent leur maladie à un régime trop excitant ou trop abondant, les autres
à une alimentation insuffisante, ceux-ci à ce
qu'ils mangent trop vite et à des heures irrégu-
lières, ceux-là à ce qu'ils boivent trop en mangeant ou entre leurs repas. Les uns abusent des
liqueurs fortes, les autres du tabac ; l'un abuse de
son sexe, l'autre est en proie à de vifs chagrins ;
celui-ci a reçu un coup dans le ventre, celui-là a
un logement humide et sombre ; d'autres ont vu
se supprimer une sueur habituelle, disparaître
une dartre ou une plaie ancienne, ou ils ont des
vers.

Mais je ne finirais pas, si je voulais énumé-
rer toutes les causes de ces maladies, causes
souvent difficiles à reconnaître, et qu'il faut que
le médecin sache toujours signaler à son malade,
car c'est l'épine à tirer de la plaie. Dès que l'on
a éloigné la cause de la maladie et que l'on a
établi d'après une sage expérimentation le régime du malade, et qu'on lui a recommandé surtout une vie bien sobre et bien réglée, on combat les accidents qui existent encore par les
bains plus ou moins prolongés, les applications
réitérées de ventouses sèches ou scarifiées sur
les régions douloureuses ; souvent on a très utilement recours aux bains de vapeur ou aux bains
alcalins, c'est quand la peau ne fonctionne pas
avec assez d'activité, ce qui a le plus souvent

lieu dans ces cas. Les aigreurs cèdent souvent très bien à un peu de craie blanche en poudre, que l'on avale au commencement du repas. Le sous-nitrate de bismuth, à la dose d'une demi-cuillerée à café, délayé dans un peu d'eau et pris en se mettant à table, est un excellent remède contre beaucoup de douleurs d'estomac. L'eau seconde de chaux, prise de la même manière, à la dose d'une cuillerée et demie, mêlée à trois cuillerées de bouillon, réussit aussi très bien dans des cas semblables. Quand l'un de ces deux derniers moyens vous réussit et vous permet de digérer sans douleur, vous pouvez le continuer très longtemps, pendant plusieurs mois, par exemple, sans aucun inconvénient. Très souvent la gastrite chronique et la gastralgie ont assez de gravité et présentent des difficultés assez grandes pour nécessiter tous les soins d'un médecin habile. Ces deux maladies sont du nombre de celles que l'on traite le mieux à l'aide de certaines eaux minérales.

La gastrite chronique et la gastro-entérite chronique amènent souvent à leur suite des indurations, des engorgements, ce que l'on appelle des obstructions. C'est encore à ces maladies que l'on doit surtout les vomissements de sang noir et les selles remplies de ce sang. Quand ces accidents arrivent, il faut se hâter de consulter son médecin et, en attendant son arrivée, tenir le malade immobile et étendu sur un lit, lui donner, toutes les cinq ou dix minutes, un petit morceau de glace à sucer et à avaler dès qu'il s'est arrondi dans la bouche.

MALADIES DU FOIE. — Le foie est souvent malade. Il augmente considérablement de volume chez les phthisiques (foie gras), chez les personnes atteintes de fièvres intermittentes et surtout de fièvres larvées ; il diminue dans la cirrhose, mais probablement après une hypertrophie dont on ne se sera pas aperçu. L'électricité, dans ce dernier cas, pourrait être très utile. Les maladies organiques du foie nécessitant toujours les conseils d'un médecin, je n'en parle ici que pour mémoire.

COLIQUES HÉPATIQUES (*calculs biliaires*).—Cette maladie, très douloureuse, extrêmement rare à la campagne, se rencontre surtout chez les personnes aisées. Elle est due à la présence de calculs biliaires ; on la reconnaît à des douleurs très vives dans la région du foie et dans celle de l'estomac arrivant à l'improviste, suivies de vomissements et souvent de jaunisse. Le bain chaud est le meilleur remède à lui opposer ; les ventouses sèches sur les régions douloureuses, l'huile de ricin, à la dose de 30 ou 40 grammes, les lavements huileux, seront encore très utiles contre cette maladie, très sujette à retour, et qui nécessite souvent l'emploi des eaux de Plombières ou de Vichy. Le médecin que vous consulterez trouvera toujours un puissant remède à cette affection dans une profonde modification des habitudes. Les personnes qui ne pourront pas aller aux eaux les remplaceront chez elles par l'usage de bains alcalins.

MALADIES DU PÉRITOINE. — Le péritoine est cette grande membrane qui tapisse tout l'intérieur du ventre, environne et soutient l'estomac, les intestins et la plupart des autres organes contenus dans la même cavité. Il est quelquefois le siége d'une inflammation aiguë très grave, la péritonite. Elle a pour principaux caractères la tension du ventre, des douleurs abdominales vives et lancinantes, que la moindre pression, que les inspirations profondes et tous les mouvements du corps augmentent. Le pouls est fréquent, petit, concentré ; la figure est pâle et grippée ; le hoquet, les vomissements viennent s'ajouter à tous ces maux ; cette maladie ne peut être bien soignée que par un médecin. Il lui opposera, entre autres moyens, les saignées locales abondantes, les ventouses et les sangsues, les onctions avec l'onguent double mercuriel, les fomentations et les lavements émollients, mais surtout les bains prolongés. Au début d'une péritonite, je n'hésiterais pas à plonger mon malade dans un bain à 37 ou 38 degrés centigrades, dont j'abaisserais lentement la température, jusqu'à 34 ou 35 degrés, dès que la disparition de la douleur et la largeur du pouls m'en indiqueraient l'utilité ; je ne craindrais pas de prolonger ce bain tiède pendant un ou deux jours, si cela était nécessaire. La péritonite aiguë se déclare trop fréquemment chez les femmes en couche. Les bains tièdes seraient encore le plus puissant et le meilleur remède alors ; mais il faudrait que la malade fût étendue dans sa baignoire comme si elle était dans son lit ; il faudrait pour cela une baignoire longue et basse, ou bien une baignoire ordinaire sur laquelle on fixerait un drap pour y coucher la patiente, de façon à ce qu'elle eût tout le corps couvert d'eau. On prescrit aux femmes qui ont cette maladie des fomentations émollientes et des injections de même nature, et si jusqu'ici on n'a pas employé chez elles les bains tièdes, cela tient seulement à la position assise que, d'après la méthode ordinaire, on est forcé d'y conserver, ce qui est incompatible avec l'état d'une nouvelle accouchée.

La péritonite chronique amène à sa suite une grande partie des hydropisies du ventre. Il faut en étudier avec soin les causes. Presque toujours, elle est caractérisée par la sécheresse et le refroidissement de la peau. Elle amène souvent à sa suite des altérations graves dans quelques-uns des organes que le péritoine recouvre. Les bains de vapeur, les bains chauds et courts souvent répétés sont, avec les diurétiques, d'excellents remèdes à opposer à ce mal, beaucoup trop grave aussi pour pouvoir être soigné par d'autres que par de bons médecins.

MALADIES DES REINS. — Les reins, chargés de sécréter l'urine, peuvent devenir le théâtre des plus violentes douleurs, produites tantôt par l'inflammation de ces organes, tantôt par des graviers qui s'y forment, tantôt enfin par une névralgie. Les malades éprouvent, dans la région des lombes, une douleur sourde, profonde, piquante, une grande pesanteur, une chaleur brûlante, des nausées, des vomissements, des coliques atroces, surtout le long de l'uretère, du côté malade. Il y a de ce même côté rétraction du testicule et engourdissement de la cuisse ; les malades urinent avec difficulté, l'urine est rare, souvent sanguinolente. En attendant l'arrivée du médecin, qu'il faut toujours appeler sans retard dans ce cas, mettez votre malade dans un bain très chaud d'abord, 37 ou 38 degrés centigrades, pour calmer ses douleurs, et dont vous diminuerez la température comme je l'ai indiqué dans l'article précédent ; couvrez de ventouses sèches ou scarifiées la région lombaire, donnez des lavements émollients, des boissons de même nature ; mais n'employez jamais, dans ce cas, ni le nitre ni les cantharides. L'acupuncture est très utile contre les névralgies des reins.

Parmi les autres maladies des reins, il y en a deux fort graves : le diabète sucré et l'albuminurie. Dans la première, on urine habituellement beaucoup plus que de coutume, et de l'urine sucrée ; la peau est sèche ; on est constamment altéré ; on éprouve des douleurs de reins et une grande chaleur à l'épigastre. Si on ne reconnaît pas à temps cette maladie, la fièvre et la consomption amènent bientôt la mort. Les bains chauds et alcalins, les bains de vapeur, les frictions sèches, les sudorifiques, de la laine sur la peau, les eaux de Vichy en bains et en boisson et les aliments très sucrés peut-être, quoique suffisamment animalisés, constituent une partie du traitement à prescrire dans ce cas.

L'albuminurie est une maladie dans laquelle, sous une influence nerveuse encore peu connue, les reins dépouillent le sang de son albumine, que l'on retrouve dans l'urine en la faisant bouillir ou en la traitant par un peu d'acide nitrique. L'albumine se précipite, dans ce dernier cas, en un épais nuage ; dans le premier, elle se concrète en une pellicule plus ou moins épaisse, plus ou moins abondante, comme le ferait du blanc d'œuf étendu dans beaucoup d'eau.

L'albuminurie affaiblit profondément le malade et le tue, si on ne l'a pas secouru à temps.

La limonade nitrique (acide nitrique, 2 grammes ; eau de pluie ou de fontaine, 1 litre ; sucre, quantité suffisante) convient souvent beaucoup alors ; les cendres d'os, réduites en poudre très fine et prises à la dose d'une forte pincée au commencement des repas, conviennent aussi dans cette maladie, ainsi que les autres préparations phosphorées ; mais ces deux maladies sont, comme les deux précédentes, entièrement du domaine du médecin.

INFLAMMATION DE LA VESSIE. — Le bas-ventre est enflé, douloureux à la pression, l'urine est chaude et rouge, son émission est difficile, douloureuse ; il y a habituellement de la constipation, de la fièvre et, quand la maladie est très-violente, des vomissements et le hoquet. Quelle que soit la cause de cette maladie, que le médecin saura reconnaître, employez contre cette affection le traitement que j'ai conseillé contre l'inflammation aiguë des reins. L'inflammation aiguë et chronique de la vessie, celle de l'urètre et la rétention d'urine, nécessitent toujours l'intervention du médecin.

CHAPITRE VI

Maladies de la matrice.

INFLAMMATION AIGUE DE LA MATRICE. — Cette maladie cause des douleurs assez semblables à celles de l'inflammation de la vessie ; elle nécessite un traitement analogue. On lui oppose les bains prolongés ou l'étuve du docteur Guyon, les saignées locales et tous les autres moyens dont le médecin seul peut apprécier l'importance, et qui varient nécessairement suivant les causes qui ont amené cette maladie.

MÉTRITE CHRONIQUE. — L'inflammation chronique de la matrice, si connue dans nos villes, beaucoup plus rare à la campagne, est occasionnée surtout par une vie molle, qui s'écoule dans les salons, à l'ombre d'épais rideaux, et où l'on remplace le bienfaisant soleil par la lumière des lampes ou des bougies ; elle attaque aussi les pauvres femmes qui ne sortent guère de l'air humide et confiné d'une chambre sombre et froide ; elle est encore amenée par une nourriture insuffisante, trop peu salée, trop peu épicée, trop peu animalisée. Elle est le résultat de chagrins habituels, aussi nombreux, plus vifs et plus durables peut-être sous les lambris dorés que dans les chaumières. Elle arrive comme une punition de Dieu aux femmes qui, pouvant nourrir leurs enfants, les confient à des étrangères. Elle résulte d'excès vénériens, de disproportions entre les époux, de suites de couches, et surtout d'abaissement et de renversement de la matrice, accident auquel le saut de la corde dispose tant les jeunes filles. Elle est due aussi, et bien plus souvent qu'on ne le pense, *à l'usure de son sexe* en abus solitaires, source si féconde de maladies nerveuses de tous genres, d'affaiblissement, d'abâtardissement de la race, de morts prématurées. Cette maladie compte aussi au nombre de ses causes les plus actives l'usage de souliers à semelles si minces, qu'à moins de marcher constamment sur des tapis de laine, ce que les femmes les plus riches elles-mêmes ne peuvent pas toujours faire, on a les pieds habituellement froids comme le sol que l'on foule. Au surplus, un des caractères les plus constants et les moins étudiés de la métrite chronique, c'est le froid des extrémités inférieures et l'abaissement général des fonctions de la peau.

La métrite chronique survient souvent d'une manière insensible ; d'autres fois, après avoir éprouvé des démangeaisons dans le vagin et des cuissons plus ou moins douloureuses, on voit arriver un écoulement plus ou moins abondant, tantôt blanc, tantôt verdâtre, et qui constitue la leucorrhée ou les flueurs blanches. Cet accident, qui dure quelquefois pendant toute la vie, sans l'abréger en rien, et qui est à peine une légère indisposition alors, entraîne la plupart du temps beaucoup d'incommodités à sa suite. Les malades éprouvent des tiraillements dans l'estomac, elles ont des nausées, leurs digestions sont difficiles, elles sont habituellement constipées, elles éprouvent de la pesanteur dans le bas ventre, dans la région lombaire, des douleurs dans le vagin, à la partie interne des cuisses, elles sont faibles et très irritables. Quand une femme souffre de la matrice, il faut qu'elle surmonte sa répugnance, qu'elle consulte un médecin et se fasse examiner par lui, car le médecin seul peut, après un examen suffisant, bien connaître et bien juger la nature d'une maladie semblable et indiquer les moyens à employer contre elle. Quand les douleurs de la matrice sont dues à son abaissement ou à son déplacement, on est habituellement très soulagé en portant une ceinture un peu serrée autour du bas ventre. On peut se contenter au besoin pour cela d'une bande de toile ou de finette, de 10 centimètres de large sur 5 mètres de long, que l'on roule autour des hanches en la serrant suffisamment. On la fixe en repliant le bout de la bande sous le premier jet. Quand la matrice est renversée en arrière, les malades éprouvent beaucoup de soulagement en restant couchées sur le ventre; cette position, longtemps conservée, serait le meilleur remède à ce mal. Quand la matrice est fortement abaissée, que la ceinture ne suffit pas au soulagement de la malade, les pessaires offrent un puissant secours. Les meilleurs sont ceux que l'on gonfle d'air; mais avant de les placer, il faut que le médecin constate l'état des parties, car un pessaire mis dans de mauvaises conditions peut augmenter beaucoup le mal que l'on voulait combattre à son aide. Il y a des écoulements utérins qui sont dus à des polypes, d'autres à des ulcérations du museau de tanche, d'autres à des cancers; je ne peux pas indiquer ici le traitement de ces affections. On se trouvera souvent très bien, contre les flueurs blanches sans complications graves, de l'usage longtemps continué, au commencement des repas, d'une ou deux pilules du docteur Jaquot, contenant chacune 5 centigrammes d'alun. Il faut, dans les maladies de la matrice, éviter avec soin la constipation et les violents efforts pour aller à la garderobe ; il faut donc faire un fréquent usage de lavements. Les longues irrigations vaginales avec de l'eau pure, les bains chauds et courts, les frictions sèches sur tout le corps, faites le matin et le soir, des vêtements chauds, de la laine sur la peau, de la tête aux pieds, le grand air, le soleil, une bonne nourriture et le calme de l'âme sont ici de la plus grande utilité. Le chirurgien de Charles IX, l'illustre Ambroise Paré, conseillait les eaux de Plombières comme l'un des plus excellents remèdes à opposer aux maladies des femmes.

CHAPITRE VII

Maladies de l'œil et de l'oreille.

CORPS ÉTRANGERS DANS L'ŒIL. — Quand on a dans l'œil un grain de sable, un insecte ou tout autre corps étranger, au lieu de le frotter fortement comme on a l'habitude de le faire, ce qui ajoute beaucoup au mal, il faut pincer la paupière supérieure aux deux coins de l'œil et la tenir pendant une minute environ abaissée au-dessous de la paupière inférieure et appliquée contre elle. En la lâchant, les larmes qu'elle retenait entraînent le corps étranger avec elles. A défaut de ce moyen, on pourrait baigner son œil dans un verre d'eau fraîche. Si le corps étranger était aigu comme une parcelle de fer, un éclat de verre ou de bois, et s'il avait pénétré dans la membrane de l'œil, il faudrait l'extraire, soit à l'aide d'un crin de cheval replié en forme d'anse, soit à l'aide d'un petit morceau de papier roulé, soit même avec des pinces. Si le corps étranger avait fait à l'œil une blessure un peu forte, il faudrait appeler en hâte son médecin et se coucher sur le dos avant de faire l'extraction de ce corps. On conserverait cette position aussi longtemps que le médecin le jugerait nécessaire ; on empêcherait la lumière de pénétrer dans la chambre, on recouvrirait l'œil de compresses trempées dans l'eau froide. Les saignées du bras, les applications de sangsues autour de l'œil blessé, la diète, l'obscurité et le calomel à l'intérieur sont les moyens habituellement employés dans ce cas et dans tous ceux où l'œil a reçu une blessure un peu forte.

On appelle ophthalmies les inflammations de l'œil. Elles sont quelquefois dues à la direction vicieuse des cils, d'autres fois à un violent rhume de cerveau ; elles peuvent être goutteuses, rhumatismales, vénériennes, scrofuleuses ; elles peuvent dépendre d'un embarras gastrique, et, comme peu de jours suffisent souvent à ces maladies pour perdre l'œil, toutes les personnes prudentes les feront soigner par leur médecin.

Les nouveaux nés sont exposés à une ophthalmie très grave. Les paupières rougissent, les yeux sont larmoyants, puis l'écoulement devient jaunâtre, puriforme, les paupières se collent ensemble, le pus qui s'amasse sur les yeux détruit leur transparence, et souvent même amène leur perforation. Cette maladie si redoutable est due à des courants d'air froid, ou à une lumière trop vive, souvent aussi au défaut de propreté. Il faut laver deux fois par jour au moins les yeux des petits enfants. Quand l'ophthalmie dont nous nous occupons se déclare, il faut tenir les enfants dans l'obscurité, laver souvent leurs yeux avec une infusion de fleurs de sureau ou de l'eau tiède, en se servant d'un linge fin ou d'une éponge douce; il ne faut jamais laisser les paupières se coller ni le jour, ni la nuit, à cause du pus qui s'amasserait derrière elles. Si ces lotions ne suffisent pas, on peut les rendre plus actives, en ajoutant, par exemple, 5 centigrammes de sulfate de zinc ou de cuivre à 100 grammes d'eau de sureau. On purge aussi légèrement les petits malades. Abandonnée à elle-même, cette ophthalmie aveugle à peu près toujours. On ne saurait trop se hâter, quand elle se déclare, de consulter son médecin. Les ophthalmies aiguës nécessitent toutes la privation de la lumière, quelquefois la saignée du bras, le plus souvent on a recours aux sangsues autour de l'organe malade; on donne toutes les quatre heures le calomel à la dose de 15 à 20 centigrammes, on lave fréquemment les yeux malades avec un collyre composé d'un gramme de mercure doux et de 100 grammes de décoction très mucilagineuse de racine de guimauve; on secoue la bouteille chaque fois que l'on veut laver son œil avec ce mélange. Il y a beaucoup d'autres moyens encore, que les médecins seuls peuvent conseiller et prescrire.

Quand l'ophthalmie est peu grave, on la guérit souvent très vite en couvrant son œil avec un linge imbibé de la préparation suivante : eau de fleurs de sureau, 40 grammes; alun en poudre, un demi-gramme; mêlez le tout peu à peu en l'agitant. Il y a un grand nombre de moyens à opposer aux ophthalmies chroniques; on lave les yeux avec le collyre suivant : eau de roses ou de sureau, 60 grammes; alun, 2 grammes; faites dissoudre. Si l'œil est très douloureux, au lieu d'alun on ajoute 8 ou 10 gouttes de laudanum à l'infusion. Le sulfate de zinc, le sulfate de cuivre ou vitriol bleu, à la dose l'un ou l'autre de 10 à 15 centigrammes dans 50 grammes d'infusion de roses ou de sureau sont encore de très bonnes préparations à opposer à cette maladie. Quand l'ophthalmie chronique est humide, que les paupières se collent facilement pendant la nuit, frictionnez leur bord libre, le soir en vous couchant, avec gros comme une tête d'épingle, de la pommade du régent ou de la pommade antiophthalmique de Desaut. Je ne parle ici ni de l'amaurose ou goutte sereine, ni de la cataracte, ni de cent autres maladies des yeux, que les limites de cet ouvrage ne me permettent pas même de nommer et qu'un médecin seul peut soigner.

MALADIES DE L'OREILLE. — Les enfants introduisent quelquefois des noyaux ou des pierres dans leurs oreilles. D'autres fois, chez les personnes âgées surtout, celles-ci se remplissent de cérumen ou cire de l'oreille, ce qui rend sourd et cause souvent d'intolérables douleurs. Souvent on trouve, dans les oreilles des personnes âgées surtout, des tampons de coton qu'elles y ont oubliés. Tous ces corps étrangers, quand on ne peut pas les ôter autrement, sont facilement entraînés hors de l'oreille à l'aide de quelques injections d'eau tiède poussées fortement avec une seringue ordinaire. Si un insecte s'est introduit dans l'oreille, on le tue instantanément en versant sur lui quelques gouttes d'huile.

L'inflammation aiguë de l'oreille, l'otite aiguë, est extrêmement douloureuse, elle peut se propager au cerveau et causer la mort. On la combat par la saignée générale quand elle est indiquée, par des applications de sangsues autour de l'oreille, par des bains de jambes sinapisés, et surtout par des purgatifs réitérés plusieurs jours de suite. L'otite chronique se combat par des bains alcalins, des vésicatoires, des cautères, des bains de vapeur, des frictions résolutives et par beaucoup d'autres moyens qu'il faut adapter au tempérament du malade, à la cause et à l'intensité de sa maladie. C'est encore à votre médecin qu'incombe cette tâche.

CHAPITRE VIII

Fièvres.

FIÈVRE ÉPHÉMÈRE, COURBATURE. — A la suite de grandes fatigues, de l'action trop prolongée d'un soleil ardent, d'écarts de régime, de veilles prolongées, etc., etc., on est exposé à contracter une fièvre peu grave, d'une durée d'un à huit jours, et que l'on désigne souvent dans le monde sous le nom de courbature, à cause de la fatigue générale qui est un de ses symptômes habituels. On éprouve alors de la pesanteur ou des douleurs de tête, le dégoût des aliments, la langue est habituellement chargée, la peau est chaude et le pouls est fréquent. Des bains tièdes d'une à quatre heures de durée, le matin et le soir, sont alors très utiles, si la maladie se prolonge et résiste à la diète, au repos dans son lit et aux tisanes adoucissantes, telles que la tisane de gomme, d'orge, de pomme ou la limonade. Il est utile dans cette fièvre d'avoir le ventre modérément libre. Ayez donc, s'il le faut, recours à un ou deux lavements émollients tous les jours.

FIÈVRE TYPHOÏDE. — La fièvre typhoïde ne débute ordinairement pas avec une grande violence : on se sent affaibli, on a de la répugnance pour le travail et pour les aliments, on a la tête lourde, douloureuse, des frissons le soir, de mauvaises nuits, quelquefois déjà du dévoiement. Cet état peut durer plusieurs jours avant que le malade soit contraint de s'aliter ; d'autres fois, dès le début, il est obligé de le faire ; la fièvre devient continuelle, mais il y a toujours un redoublement, ordinairement le soir, quelquefois seulement à la fin de la nuit. Le ventre est tendu, douloureux à la pression ; celle-ci fait entendre dans le flanc droit un gargouillement prononcé. Avec les redoublements du soir, arrive le délire souvent furieux la nuit, peu marqué et manquant quelquefois pendant le jour. Les malades ont fréquemment des saignements de nez qui aggravent plutôt leur état qu'ils ne l'améliorent. Les selles, dévoyées et très fétides, sont parfois mêlées de sang ; la peau est habituellement très chaude, celle du ventre surtout, elle est tantôt sèche, tantôt baignée de sueur. On y voit le plus souvent des taches roses, lenticulaires, parfois très nombreuses, elle se couvre aussi très fréquemment de petites vésicules transparentes, absolument pareilles à celles de l'éruption de la miliaire. Ces vésicules se montrent aussi fréquemment chez les malades qui ne suent pas que chez ceux qui suent. Il y a souvent à la fin de la maladie de larges eschares au sacrum, surtout chez les malades que l'on n'a pas tenus suffisamment propres ou que l'on n'a pas eu le soin de coucher de temps en temps sur le côté droit, leur faiblesse et la profonde insouciance dans laquelle ils sont tombés les faisant rester constamment étendus sur le dos. Le plus grand nombre des malades ont l'oreille dure, plusieurs se plaignent de bourdonnements. Chez beaucoup de personnes la poitrine se prend, surtout vers la fin et dans les cas graves. La langue est le plus souvent rouge, sèche, fendillée, brunâtre, les dents sont recouvertes d'un enduit noirâtre, les narines sèches et pulvérulentes. La diarrhée est un des symptômes les plus habituels. Il y a souvent des contractions musculaires, des soubresauts dans les tendons.

La fièvre typhoïde attaque surtout les jeunes gens. On la rencontre déjà chez les enfants de deux ans; elle est beaucoup plus commune chez ceux de neuf à quatorze ans; on la voit rarement chez les personnes qui ont passé quarante ans. On ne l'a ordinairement qu'une fois dans sa vie. Elle est très contagieuse, ce que l'on constate bien plus facilement dans les villages et dans les petites villes qu'à Paris. L'air confiné d'une chambre trop petite pour le nombre des personnes qui l'habitent, les émanations putrides, les eaux corrompues et la contagion sont ses causes les plus habituelles. On voit aussi très souvent la fièvre typhoïde attaquer les jeunes gens de nos provinces qui vont habiter Paris : cela vient de ce que l'air de cette ville est beaucoup moins pur que celui de nos campagnes et de la plupart des villes de nos départements; mais quand on est bien logé, bien vêtu, bien nourri et que l'on a une conduite régulière à Paris, on s'habitue vite à son air, on perd bientôt l'aptitude à contracter la fièvre typhoïde. Elle attaque souvent un grand nombre de personnes à la fois; elle est alors épidémique. Il en existe presque toujours des cas isolés dans les communes populeuses. La fièvre typhoïde est endémique en France et probablement partout où l'homme vit en société. Quand cette maladie règne épidémiquement, les administrations municipale et départementale doivent rechercher avec soin les causes qui l'ont développée, et se hâter de les combattre en consultant, avant tout, les médecins les plus habiles et les plus versés dans l'étude de l'hygiène publique. Souvent une ville est décimée par la fièvre typhoïde, parce que ses égouts sont encombrés de matières en putréfaction qu'il faut désinfecter sans retard avant de les enlever. D'autres fois la fièvre typhoïde est amenée par des étangs à demi desséchés à la suite d'étés très chauds. Il faut, dans ce cas, arroser de chlorure de chaux les boues fétides qui entourent ces étangs, et forcer leurs propriétaires, au nom de la salubrité publique, à les changer en terres arables ou en prairies. La fièvre typhoïde peut résulter d'émanations de cadavres d'animaux domestiques pourrissant près de nos habitations; cela est à redouter surtout quand des maladies graves règnent sur les bestiaux. Le lit d'une rivière ou d'un ruisseau à demi desséché en été et rempli de boues fétides, comme cela a si souvent lieu dans nos villes, peut encore développer la fièvre typhoïde : une cause semblable a produit la fièvre jaune à Barcelone. C'est encore aux chlorures alcalins et aux fumigations de chlore qu'il faut recourir dans ces cas, amenés tous par l'imprévoyance, qui a une si grande part à toutes nos misères. Il est du devoir de l'administration de faire entourer de solutions concentrées de chlorure de chaux ou de sodium les cadavres des personnes mortes de la fièvre typhoïde, et de faire mettre dans leur cercueil du son mélangé de chlorure de chaux, pour empêcher tout écoulement de liquides infects. L'administration doit avertir aussi que toutes les réunions nombreuses, en temps d'épidémie, ne peuvent qu'ajouter beaucoup au mal, que multiplier beaucoup ses victimes; elles devraient être alors sévèrement interdites.

La fièvre typhoïde est une des maladies les plus graves de nos climats, aussi faut-il appeler en hâte un médecin dès qu'elle se déclare. Souvent il débutera par des vomitifs et des purgatifs répétés. Il n'oubliera pas que les bains tièdes à 34 ou 35 degrés centigrades, et même à 36 si les malades se plaignent du froid, continués pendant quatre ou cinq heures, font disparaître les accidents cérébraux, font tomber la fièvre, ramènent un sommeil calme et hâtent beaucoup la guérison. On remplace ces bains par des lotions générales d'eau froide faites sous la couverture du malade, et d'autant plus répétées que sa peau est plus brûlante. On peut alors combattre la rémittence, qui est le caractère dominant de cette maladie, par des lotions de vin de quinquina sur tout le corps, par de la tisane de quinquina et par du sulfate de quinine à doses modérées à cause de l'état du cerveau, et administré avant le redoublement. Les lavements émollients, répétés deux à trois fois par jour; les tisanes émollientes, acidules; un peu de lait caillé toutes les quatre ou cinq heures comme nourriture, sont fréquemment prescrits alors.

La fièvre typhoïde dure de quinze jours à six semaines ; sa convalescence est souvent longue et pénible. Il faut éviter de donner aux malades des raisins, des groseilles ou des pommes, dans la crainte que les pépins de ces fruits, en s'arrêtant dans les ulcérations, habituelles alors, de l'intestin grêle, n'amènent la perforation de cet intestin, accident rapidement mortel.

FIÈVRES INTERMITTENTES. — Les fièvres intermittentes se distinguent des autres fièvres en ce qu'elles arrivent par accès habituellement à heures fixes. Ces accès sont ordinairement caractérisés par des frissons, de la chaleur et une sueur abondante. L'urine est ensuite rouge et sédimenteuse. Entre les accès, le pouls est régulier et la santé presque normale d'abord. Ces fièvres durent de quelques jours à plusieurs années quand elles sont abandonnées à elles-mêmes ; elles sont occasionnées surtout par les miasmes qui se dégagent des marais et des terrains qui ont été inondés. La colère, le chagrin, un refroidissement, de graves altérations organiques peuvent la produire. Il faut donc encore consulter son médecin quand on a une fièvre intermittente. On les distingue en fièvre quotidienne, tierce, quarte, etc., suivant que leurs accès reviennent tous les jours, tous les deux jours, tous les trois jours. Il y a, surtout dans les pays chauds, quoiqu'on les rencontre encore assez fréquemment en France, des fièvres intermittentes pernicieuses, qui tuent quelquefois pendant le premier accès et souvent pendant le second ou le troisième ; et comme ces accès peuvent se succéder très rapidement, il faut les prévenir en donnant, dès la fin du premier accès, du sulfate de quinine à haute dose, 1 gramme par exemple dans un demi-verre d'eau sucrée, que l'on boit par gorgées toutes les cinq ou six minutes. On arrête les accès ordinaires, à leur début, à l'aide de cinq ou six ventouses sèches appliquées sur la nuque et entre les épaules pendant une demi-heure ou trois quarts d'heure; on répète ce moyen pendant quelques jours. Le meilleur remède des fièvres intermittentes, c'est le quinquina ou le sulfate de quinine. On peut donner ce dernier à la dose de 50 centigrammes par exemple, et par 10 centigrammes à la fois, toutes les deux heures, en commençant dix heures avant l'accès. Quand bien même, sous l'influence de ce remède, on verrait le premier accès manquer complétement, il n'en faudrait pas moins donner le sulfate de quinine à la même dose et de la même manière pendant les jours où devraient venir les deux ou trois accès suivants, puis l'administrer encore aussi longtemps, mais en diminuant les doses de la moitié. Quand le sulfate de quinine échoue, cela vient presque toujours de ce que l'on n'en a pas continué assez longtemps l'usage ou de cé qu'il a été donné à trop faible dose.

Il y a contre les fièvres intermittentes un remède excellent et qui a l'avantage de ne presque rien coûter, c'est l'arsenic; mais il ne peut être prescrit que par un médecin, il ne peut être délivré par le pharmacien que sur la formule du premier. Voici la liqueur arsénicale que conseille M. le docteur Boudin : Acide arsénieux, 1 gramme; eau distillée, 1 litre. Faites bouillir pendant un quart d'heure. Cinquante grammes de cette solution contiennent cinq centigrammes d'acide arsénieux. Vous y ajoutez partie égale de vin ou d'infusion de café. Vingt grammes de ce dernier mélange contiendront donc un centigramme d'acide arsénieux, dose habituellement suffisante en France, mais que l'on peut doubler sans danger, et que l'on a pu quintupler même avantageusement dans des pays plus chauds, où les fièvres intermittentes sont toujours plus graves. Ces vingt grammes de solution seront pris en quatre ou cinq doses, d'heure en heure, en terminant deux heures avant l'accès. On continue cette solution (en en diminuant les doses si le défaut de tolérance l'exige) pendant les huit jours qui suivent le dernier accès quand la fièvre est récente, et pendant un mois ou deux quand elle est invétérée. M. le docteur Boudin donne un vomitif au commencement et à la fin du traitement quand il y a embarras gastrique. Il nourrit le mieux possible ses malades, leur donne du bœuf et du mouton rôti, un litre de vin généreux par jour s'ils peuvent le boire.

Avant la découverte du quinquina, on guérissait les fièvres intermittentes avec des plantes de nos pays, qui ont toujours leurs mêmes propriétés fébrifuges et ont l'avantage de ne rien coûter, avantage bien précieux pour nos populations pauvres. Je vais citer celles de ces plantes dont les propriétés sont les plus énergiques et les doses auxquelles il faudra les donner. On les prend en poudre ou en décoction. La poudre doit être impalpable, comme de la farine bien fine. On peut la préparer soi-même avec un mortier et un pilon de cuisine bien nettoyés. Il va sans dire que les substances à pulvériser doivent être sèches. On trouve, du reste, toutes ces poudres dans chaque pharmacie.

Absinthe officinale, 8 à 16 grammes de feuilles sèches en infusion, ou 4 à 8 grammes en poudre.

Camomille romaine, 2 à 6 et 8 grammes en poudre. C'est le meilleur remède des névralgies intermittentes. La camomille remplaçait le quinquina chez les Grecs et les Romains.

Le chardon étoilé ou chausse-trape, 4 à 8 grammes en poudre; le double en infusion.

Racine de gentiane, 4 à 8 grammes en poudre; le double en infusion.

Ménianthe ou trèfle d'eau, 1 gramme à 2 en poudre; 4 à 8 grammes en infusion.

Houx. Feuilles et écorce, 4 à 6 grammes en poudre; 6 grammes, infusés pendant douze heures dans un verre de vin blanc, deux heures avant l'accès, et autant après; 8 grammes de feuilles en poudre, infusées pendant la nuit dans un verre d'eau fraîche, à boire le matin du jour de l'accès; 15 grammes de feuilles en décoction dans 300 grammes d'eau.

Olivier. Feuilles et écorce en poudre, 8 grammes; le double en décoction.

Le putier à grappes (*prunus padus*). Ecorce en poudre, 8 grammes.

Saule commun. Ecorce de branches de deux à trois ans en poudre, 15 à 30 grammes.

Prunellier, épine noire. Ecorce, 6 ou 8 grammes en poudre.

Toutes ces poudres doivent être prises en quatre ou cinq doses, d'heure en heure, la dernière une heure ou deux avant l'accès.

FIÈVRES LARVÉES. — Sous le nom de fièvres larvées on connaît des fièvres intermittentes à accès très courts, très peu marqués, et qui souvent surviennent pendant le sommeil des malades. Ces petites fièvres, habituellement négligées ou méconnues, peuvent triompher des constitutions les plus robustes. C'est encore au médecin qu'il appartient de les reconnaître et de les soigner; c'est également lui seul qui peut distinguer, au début surtout, une fièvre hectique des fièvres rémittentes ordinaires.

LE CHOLÉRA. — Le choléra est produit, dans l'Inde, par des causes analogues à celles qui développent chez nous la fièvre typhoïde et les fièvres intermittentes, la peste dans le Levant, la fièvre jaune sur les côtes de la mer, dans les pays chauds. Ce sont toujours des miasmes se dégageant surtout de matières organiques en décomposition; mais, comme la source de ces miasmes est infiniment plus puissante et plus étendue dans l'Inde que partout ailleurs, le choléra l'emporte de beaucoup aussi sur toutes les autres pestes : il est non-seulement la fièvre pernicieuse la plus grave connue, mais il est encore la maladie la plus contagieuse, puisqu'il peut faire le tour du monde sans voir s'affaiblir le moindre de ses caractères. Ce sont les armées russes qui, dans leurs guerres contre les peuples du Caucase, ont amené le choléra en Russie et en Pologne, d'où il s'est étendu à toute l'Europe. Si les Anglais torturaient moins les Indiens, et s'occupaient un peu de l'hygiène publique dans l'Inde, les épidémies du choléra seraient bien moins fréquentes et bien moins fortes. D'un autre côté, si les Russes, quand le choléra passe du Bengale en Perse et dans les pays limitrophes de leurs autres frontières, savaient opposer le désert à la contagion, en suspendant pendant quelques mois toutes communications avec les pays infectés, nous aurions beaucoup de chances d'échapper à ce fléau ; mais, comme nous l'avons vu déjà trois fois en trente ans, et qu'il peut revenir encore, tenons-nous sur nos gardes, et mettons-nous en mesure de le mieux combattre que nous n'avons su le faire.

On a maintenant, dans presque toutes les communes, des compagnies de pompiers ; leurs services sont généralement gratuits ; leur courage et leur dévouement sont à toute épreuve : pourquoi n'établirions-nous pas aussi des compagnies de personnes également dévouées, qui s'engageraient à soigner les cholériques et tous les autres malades pendant les épidémies ? On leur enseignerait non-seulement tout ce qu'un bon garde-malade doit savoir, mais aussi tous les moyens que l'hygiène prescrit quand la santé publique est gravement compromise. Une pareille organisation serait d'un immense secours contre le choléra et contre toutes les autres épidémies. Son établissement serait facile, surtout dans un pays comme la France, où le courage et l'esprit de fraternité, de charité, sont les qualités dominantes des habitants. Au surplus, il est de l'intérêt de tout le monde qu'en temps d'épidémie tous les malades, les plus pauvres comme les plus riches, soient le mieux soignés possible. Supposons, en effet, qu'il y ait, dans un village ou dans une ville, un ou plusieurs cholériques privés de soins, qu'arrivera-t-il alors? Toutes les matières rendues par les malades, tous les miasmes qui s'exhaleront de leur corps chargeront l'air de leurs chambres de tout le poison qu'il pourra contenir, l'en satureront, et bientôt, s'écoulant au dehors, il ira porter au loin la maladie et la mort! Si, au lieu de ce lâche abandon, on entoure les malades de tous les soins qu'ils réclament, si, trois fois par jour, on fait dans leurs chambres des fumigations de chlore, si on verse soigneusement une solution chlorurée sur les matières qu'ils rejettent, si on renouvelle fréquemment l'air qui les environne, si enfin on désinfecte convenablement leur cadavre quand ils succombent, on arrête le mal à sa source, on sauve sa famille, sa commune, quand surtout l'autorité municipale vous seconde par toutes les sages mesures que les circonstances réclament. Quand le choléra se déclare dans une commune, il ne suffit pas, comme dans les autres épidémies, de redoubler de soins de propreté, de combattre tous les foyers d'infection, de veiller à ce que tous les pauvres soient suffisamment nourris, l'homme pauvre et affamé étant toujours la première victime de la maladie contagieuse ; il ne suffit pas même des soins à domicile les mieux entendus et de l'interdiction des réunions nombreuses dans les églises, sur les places publiques, dans les théâtres ; il faut plus encore : il faut engager toutes les personnes qui le peuvent à s'éloigner pour tout le temps que durera le choléra ; il faut même construire au dehors, et de préférence sur les montagnes du voisinage, des baraques spacieuses pour y loger les familles nombreuses, si souvent entassées dans des logements étroits, humides et sombres, et qui, dans des conditions semblables, sont inévitablement la pâture de toutes les épidémies. C'est ainsi que font les Anglais dans l'Inde. Dès que le choléra se déclare dans une ville, ils la quittent, et vont camper sur les hauteurs. C'est que plus la population d'une ville est nombreuse, plus la contagion y exerce de ravages. Ainsi, supposez que le choléra fasse cent victimes dans une ville de cinq mille âmes, elle en fera à peine la moitié sur la même population, si vous avez su, par l'émigration et les campements, en élargir les rangs d'une manière convenable. En France, le choléra n'est plus contagieux ni épidémique dans les régions élevées à plus de quatre cents mètres au-dessus du niveau de la mer. Cela tient sans doute à la raréfaction de l'air, qui, en diminuant la densité des miasmes, les prive de leur action toxique sur nous.

Le choléra, même dans les cas les plus foudroyants, n'arrive guère sans s'être annoncé, quelques jours à l'avance, par le dévoiement, que l'on appelle alors la cholérine. Quoique cette maladie ne soit pas suivie nécessairement du choléra, comme elle le précède à peu près toujours, il faut la considérer comme une affection grave, et sans aucun retard il faut consulter son médecin. En attendant ce dernier, prenez cinq ou six gouttes de laudanum sur un morceau de sucre, une heure avant chaque repas, et, si cela ne suffit pas, recourez encore à un quart de lavement d'amidon, auquel vous ajouterez quatre ou cinq gouttes de laudanum; mettez une ceinture de flanelle autour du ventre, et, sans vous astreindre à une diète trop sévère, mangez modérément les choses que vous digérez le mieux.

Quand le choléra se déclare avec ses vomissements, ses selles blanchâtres, ses crampes, ses refroidissements, sa coloration bleuâtre, ses douleurs brûlantes dans tout le tube intestinal, ses défaillances, en attendant l'arrivée du médecin, plongez hardiment le malade dans un bain à 40, 45 degrés centigrades même, dont vous laisserez descendre lentement la température à mesure que le mieux sera plus marqué. Un cholérique peut supporter pendant une heure et demie, deux heures même, un bain à 38 ou 40 degrés centigrades. Une fois la réaction bien établie, vous aurez encore beaucoup d'avantage à prolonger le bain, mais en le ramenant à 35 degrés. Si le malade a sali son bain, on mêlera à l'eau 30 ou 40 grammes de chlorure de chaux pour le désinfecter. L'eau fraîche ou l'eau glacée est la boisson qui plaît le plus aux cholériques, et c'est une des meilleures que l'on puisse leur donner. On leur donne souvent à boire, mais peu à la fois. Pour faciliter l'administration des bains aux cholériques, on pourrait faire faire des caisses longues et étroites, dans lesquelles les malades seraient couchés comme dans leur lit ; il faudrait ainsi beaucoup moins d'eau et les malades seraient bien mieux. On a guéri des cholériques déjà cyanosés, mais n'ayant encore que des alternatives de froid et de chaud, à l'aide de lotions fréquentes et générales de vin de quinquina chaud, qui exerçait sur les crampes la plus heureuse influence, à l'aide encore de potions de sulfate de quinine et d'opium, et d'eau pure comme tisane. Mais c'est au médecin traitant à prescrire tout ce que nécessite dans ce cas l'état de ses malades.

CHAPITRE IX

GOUTTE, RHUMATISME. — La goutte est une maladie rhumathoïde due à un tempérament particulier, dont on hérite de ses parents, et que l'on acquiert par une vie molle, paresseuse, et une alimentation trop abondante. La peau des goutteux ne fonctionne pas avec une suffisante énergie pour maintenir le sang dans ses conditions normales, tantôt parce qu'elle est trop faible, tantôt parce que des digestions trop copieuses lui donnent une tâche exagérée et qu'elle ne peut remplir. Le sang du goutteux est épais, comme celui de l'apoplectique. La goutte attaque surtout les articulations, et plutôt les petites que les grosses. Elle part de la membrane articulaire pour se porter à la peau, en enflammant, outre cette dernière, tous les tissus qui l'en séparent. Elle peut attaquer tous nos organes, et, entre autres, l'estomac, les poumons, le cœur, le cerveau : c'est la goutte remontée, comme on le dit vulgairement. Elle peut devenir alors promptement mortelle, si un médecin habile n'est pas appelé à temps. La goutte régulière, aiguë, vient par accès qui se reproduisent tous les six mois, tous les ans, et dure de plusieurs jours à plusieurs semaines, et même à plusieurs mois. A la longue, elle dépose, autour des articulations qu'elle attaque, des concrétions dures comme les os, et que l'on appelle des tophus ; ces concrétions condamnent souvent et pour toujours les articulations à l'immobilité : on l'appelle alors la goutte noueuse. La goutte chronique ne vient plus par accès : elle dure constamment ; elle torture sans relâche ses tristes victimes. A la fin des accès de goutte, l'urine dépose un sédiment rougeâtre ou blanchâtre, en même temps qu'apparaissent souvent des sueurs critiques.

D'après ce que j'ai dit, on comprend que le meilleur moyen de prévenir, d'éloigner, d'amoindrir les accès de goutte, c'est de mener une vie sobre et active. Les goutteux doivent porter de la laine sur la peau de la tête aux pieds. Ils devront tous renoncer à l'eau-de-vie, aux liqueurs ; les plus sages renonceront même à la bière, au vin, au cidre, à toute espèce de boisson fermentée, si surtout, ce qui arrive presque toujours, ils constatent qu'en ne buvant que de l'eau leurs digestions se font mieux. Ils mangeront peu et lentement, de manière à sortir toujours de table quand ils pourraient manger encore avec plaisir. Un illustre Italien du xve siècle, Cornaro, était, à l'âge de trente-cinq ans, tourmenté par des crampes d'estomac, des coliques, une fièvre lente, une soif insupportable et de fréquents accès de goutte. On le condamnait à une mort prochaine. Il s'habitua à ne prendre par jour que douze onces d'aliments solides : pain, soupes, jaunes d'œufs, viande ou poisson, et quatorze onces de vin. En peu de mois, il retrouva une santé parfaite, il n'eut plus la goutte, et mourut à quatre-vingt-dix-neuf ans. En France, il serait difficile de manger aussi peu ; mais, en s'y habituant lentement, les goutteux, gras et colorés pour la plupart, s'habitueront à manger beaucoup moins. A ce prix, à ce prix seulement, ils retrouveront leur santé perdue. Les personnes trop faibles pour résister à la tentation de la table commune devront manger à part, ou avoir au moins leurs plats à part et leur ration faite. L'accès de goutte aiguë et régulière peut se guérir vite, à l'aide de remèdes contenant du colchique ; mais cette guérison est bien chèrement payée. Le colchique détruit promptement l'estomac et a une action funeste sur le cerveau : ce sont donc des remèdes qu'il ne faut jamais prendre que dans des cas très rares et quand ils sont prescrits par un médecin prudent et habile. On guérit sans aucun danger et très promptement

encore cet accès de goutte à l'aide de bains alcalins, d'une à deux heures de durée, à 35 ou
36 degrés centigrades, pris deux fois par jour.
En entrant au bain, on graisse largement l'articulation malade avec du suif; en en sortant, on
se met dans un lit bien chaud et bien couvert;
on lave fréquemment avec du jus de citron l'articulation douloureuse, ou on la graisse de suif
ou de saindoux. Si on ne peut pas prendre de
bains, on les remplace par des lotions alcalines,
et préférablement par le liniment antigoutteux du
docteur Turck, mon frère, dont on trouve la formule dans tous les dispensaires. On fait quatre
ou cinq lotions générales par jour, l'articulation
malade exceptée. On prend des tisanes diurétiques et sudorifiques. Dans la goutte aiguë, la
sueur est très avantageuse ; habituellement elle
affaiblit. L'appareil à incubation du docteur
Guyot, dont j'ai déjà parlé, sera excellent contre
la goutte chronique ; souvent alors il faut rele-
ver les forces tant à l'intérieur qu'à l'extérieur :
il faut donc appeler pour cela votre médecin.
Appelez-le encore, et en hâte, quand la goutte,
abandonnant son siège habituel, attaque un organe important, et promenez des sinapismes sur
les extrémités en attendant qu'il arrive.

— Le rhumatisme articulaire procède à l'in-
verse de la goutte : du dehors en dedans, de la
peau à l'intérieur de l'articulation. Il est produit
surtout par un refroidissement subit. C'est une affection très mobile, sautant avec la plus grande
facilité d'une articulation à une autre. Il se porte
fréquemment au cœur, et produit alors l'endocar-

dite, accident fort grave. Il se porte aussi au cerveau, et amène des accidents bientôt mortels, si les secours ne sont pas donnés en temps utile. Il faut alors raser la tête, et faire sur le cuir chevelu des frictions avec la pommade stibiée. Les bains tièdes très prolongés, la saignée au début surtout, l'acupuncture, l'opium, l'extrait d'aconit, quelquefois les purgatifs, les tisanes diurétiques, le sel de nitre dans les tisanes, à doses croissantes chaque jour, en commençant par 4 ou 5 grammes, sont les principaux moyens à opposer à cette maladie. Mais comme elle peut, d'un instant à l'autre, se compliquer des accidents les plus graves, consultez toujours votre médecin pour la traiter. Quand elle passe à l'état chronique, on peut la soigner comme la goutte chronique.

DOULEURS RHUMATISMALES. — On appelle rhumatismales des douleurs dans la continuité des membres ou dans différentes autres parties du corps qui sont sans fièvre, tantôt fixes, tantôt errantes, soumises aux vicissitudes atmosphériques, et produites encore par le refroidissement de la peau. Il faut que les rhumatisans portent, comme les goutteux, de la laine sur la peau. L'acupuncture peut triompher de cette maladie. On lui oppose aussi les ventouses, les frictions faites matin et soir avec le liniment ammoniacal, souvent les vésicatoires ; les bains minéraux sulfureux, comme ceux d'Aix ou des Pyrénées ; les bains de Plombières, les cautérisations superficielles et ponctuées, tous les moyens de l'hygiène, et surtout les conseils d'un médecin instruit.

NÉVRALGIES.— Les névralgies sont des douleurs continues ou périodiques siégeant dans un nerf et causant quelquefois d'intolérables douleurs : la migraine, le tic douloureux, la sciatique, le lumbago, sont des névralgies. Elles sont dues, tantôt à un refroidissement, tantôt à un appauvrissement de la constitution, à des sympathies morbides, à l'hérédité, au chagrin, à une vie trop molle, surtout quand on y joint une nourriture trop abondante, et à l'abus de son sexe. Quand la névralgie est intermittente, le sulfate de quinine, à la dose de 25 à 50 centigrammes, et mieux encore la poudre de fleurs de camomille romaine, à la dose de 4 ou 5 grammes, en triomphent souvent. Il faut écarter avec soin les causes de la maladie, en leur accordant, comme toujours, une part considérable dans le traitement à adopter. Les ventouses sèches ou scarifiées, l'acupuncture, les cautérisations superficielles et ponctuées, les bains tièdes prolongés, les bains minéraux, les étuves, l'électricité, le magnétisme, l'opium, l'aconit, l'extrait de jusquiame, le gayac, la salsepareille, le fer, l'huile de foie de morue, et bien d'autres remèdes, offrent au médecin de nombreuses ressources contre ces maladies. On a recommandé la section du nerf contre le tic douloureux ; c'est un moyen incertain. Quand la névralgie est occasionnée par une piqûre, on la guérit par la section ou la cautérisation du nerf piqué. Le lumbago amené par la contraction des muscles de la région lombaire se guérit en dix ou quinze jours par un massage énergique sur ces muscles.

CHAPITRE X

Folie, épilepsie, hystérie, éclampsies, apoplexies, paraplégies.

FOLIE. — La folie est beaucoup plus commune dans les pays humides et froids que dans les pays secs et dans les pays chauds. C'est de trente à cinquante ans qu'elle fait le plus de victimes. Elle est toujours due ou à une surexcitation nerveuse du cerveau, ou à un défaut d'équilibre entre les forces qui l'animent. Ses formes, si nombreuses, n'établissent pas plus des maladies différentes que les diverses formes de l'ivresse n'établissent de différences dans la nature de l'accident qui les occasionne. Les mêmes causes, et par le même mécanisme, peuvent produire les folies les plus opposées. La surexcitation du cerveau peut procéder de beaucoup de causes, n'ayant d'autres connexions entre elles que celle de fournir au cerveau trop de fluide nerveux. La peau a les rapports les plus étroits avec le cerveau : une excitation un peu vive de la première, une insolation, une brûlure, un érysipèle à la face, suffisent pour amener le délire, que l'on fait cesser instantanément en recouvrant la peau enflammée d'un linge imbibé d'eau froide. Si donc on parvient à soustraire à la peau, pendant longtemps et d'une manière soutenue, une partie du fluide nerveux qu'elle produit, on agira nécessairement sur le cerveau d'une manière analogue, on diminuera son excitation nerveuse, on parviendra à faire cesser la folie.

La nécessité du sommeil, pour réparer nos forces, montre que, pendant la veille, nous dépensons plus de fluide nerveux que nous n'en produisons au moment même; cette nécessité du sommeil prouve donc que nous vivons en grande partie pendant le jour aux dépens de nos économies de la nuit précédente. Ce fluide nerveux de la nuit, que nous avons besoin de mettre en réserve, d'accumuler, doit se trouver dans tout l'appareil nerveux, dans le cerveau, dans la moelle épinière, jusque dans les plus petites divisions nerveuses, et surtout dans toutes les expansions membraneuses dans lesquelles les nerfs viennent s'épanouir. Mais puisque la peau est en communications étroites avec le cerveau, par ses innombrables ramifications nerveuses, toutes conductrices de l'électricité, la peau étant à l'état de tension électrique, le cerveau doit nécessairement partager cet état; le fluide qui l'anime est donc le fluide électrique, il ne peut pas être autre chose. Si, par une action longtemps continuée, nous parvenons à enlever petit à petit, à la peau, une partie du fluide électrique qu'elle envoie continuellement au cerveau, nous diminuerons nécessairement l'excitation de ce dernier et nous la ramènerons à son type normal, si elle l'a dépassé. C'est justement ce que fait le bain tiède prolongé. Son action est lente, et il en devait être ainsi. En effet, si notre épiderme et le reste de la peau n'étaient pas de bons isoloirs, le moindre bain, une pluie de quelques minutes, suffiraient pour nous enlever notre fluide nerveux, au point de nous affaiblir beaucoup moralement et physiquement. Mais ils ne sont pas assez isolants cependant pour ne pas céder continuellement au bain une quantité d'électricité telle, qu'au bout de vingt, trente ou quarante heures, et quelquefois plus, le cerveau ait repris toute sa liberté.

En prolongeant le bain tiède chez les aliénés pendant un, deux, trois, quatre jours et plus, dans les folies chroniques comme dans les folies aiguës, on guérit ainsi quatre-vingts malades sur cent. Est-ce à dire que le bain tiède soit le seul remède de cette grave maladie? Oh! non, certes. Ainsi, quand on a constaté que la folie a pour cause une diminution des fonctions de la peau, on a tout lieu d'espérer qu'en les ramenant à l'état normal, on rétablira l'équilibre entre les puissances nerveuses cérébrales, car il y en a deux : l'électricité négative et l'électricité positive, comme il y a deux substances nerveuses, une grise et une blanche. Si les bains prolongés guérissent bien le delirium tremens, la folie des ivrognes, l'opium le guérit aussi, en rétablissant le sommeil perdu, et en aidant encore à la transpiration, déjà puissante chez beaucoup de ces malades. La folie produite par les abus sexuels, et surtout par les abus solitaires, ne peut pas être guérie tant qu'on laisse subsister la cause à laquelle elle est due. La camisole de force, qu'il faut mettre à tous les fous méchants ou agités, et à tous ceux aussi que poursuivent des idées de suicide, et qui, du reste, ne gêne en rien l'aliéné, le calme beaucoup et l'amène souvent à d'utiles réflexions sur son triste état, est souvent impuis-

sante à empêcher le malade de se livrer à l'ona-
nisme. Il faut, outre la camisole, lui tenir les
cuisses écartées, à l'aide de coussins fixés à la
hauteur des genoux, et isoler même ses parties
génitales au moyen d'une cage en fil de fer, que
l'on fixe avec une ceinture. Les fomentations sé-
datives, les lavements camphrés et quelques
autres vermifuges peuvent encore être utiles
alors. Il y a des folies dues à des altérations organiques incurables, elles sont en petit nombre.
Les médecins doivent toujours être consultés
pour les fous, et ils doivent toujours s'efforcer
de les guérir chez eux ou au moins dans leur
commune, quand cela est possible, afin d'éviter
à la famille et au malade, indépendamment de
frais considérables, l'espèce de défaveur qui incombe toujours aux aliénés et à leurs proches.
Aussi longtemps qu'il le pourra, le médecin devra
dire le malade atteint d'une fièvre cérébrale ou
d'un délire passager, puisque, avec un traitement
suffisamment actif, on peut habituellement guérir
la folie *aiguë* souvent en une semaine et presque
toujours en moins d'un mois. Il faut que les personnes qui gardent les fous soient en nombre suffisant pour pouvoir les maîtriser sans lutte longue
et pénible. Il ne faut jamais de liens aux fous.
La camisole et au besoin un sac pour enfermer les
jambes, le bain tiède prolongé, des affusions
d'eau froide sur la tête, et surtout sur la face, suffisent toujours pour calmer les fous les plus furieux. On doit entourer le fou de la plus active
surveillance. Il faut être près de lui ferme, mais
toujours bon. On ne doit jamais se fâcher contre

lui, jamais le maltraiter, jamais le rendre responsable du mal qu'il peut faire dans son délire. Il est plus méchant que fou, dit-on souvent d'un pauvre aliéné, et on s'en autorise pour le maltraiter ; c'est presque un crime.

ÉPILEPSIE. — Tout le monde a vu des épileptiques ; c'est une maladie malheureusement très commune et bien peu connue encore. Il y a deux espèces d'épilepsie : celle à *aura* et celle qui arrive sans *aura*. L'épilepsie à *aura* est ainsi nommée parce que le malade sent partir d'un point quelconque de son corps, comme un souffle qui monte plus ou moins vite jusqu'au cerveau et produit alors la perte de connaissance, les convulsions, l'écume à la bouche et tout ce qui caractérise cette affection. Si on applique une ligature un peu serrée autour du membre et au-dessus de l'aura ou souffle au moment où ce dernier commence à se faire sentir, on prévient ainsi l'accès ; mais plus on a pu conjurer d'orages de ce genre, et plus l'accès qui vient ensuite sans qu'on ait pu le prévenir a de violence : il en a souvent assez alors pour tuer le malade. Dans l'autre forme de l'épilepsie, l'accès se passe tout entier dans le cerveau. La perte de connaissance et les convulsions arrivent, la plupart du temps, sans que rien en ait averti. Malgré cette différence, tout le monde admet avec raison que ces deux épilepsies ne forment cependant qu'une seule et même maladie. Nous avons dit qu'à l'aide d'une ligature entre le point de départ de l'aura et la tête, on pouvait arrêter l'accès épileptique, l'empêcher, pourvu que la ligature fût mise avant le passage de l'aura ; nous avons dit aussi que plus on avait empêché d'accès par l'emploi de ce moyen, plus l'accès qui venait ensuite avait de violence ; qu'il en avait quelquefois assez pour tuer le malade. Evidemment, dans ces épilepsies à aura, il s'amasse quelque part, dans l'économie, un fluide dont l'action sur le cerveau produit les convulsions ; on peut le suivre de son point de départ à son point d'arrivée, et observer les accidents qu'il occasionne. Quel peut être ce fluide ? est-il produit par le cerveau ou par la moelle épinière ? Non, car il se dirige vers ces centres nerveux, et il n'en vient pas. Souvent on peut toucher du doigt la cause de son accumulation anormale : tantôt c'est une tumeur indolente, tantôt un durillon, tantôt un corps étranger, qu'il suffit d'extraire pour amener la guérison ; ils empêchaient, par la pression qu'ils exerçaient, ce fluide d'arriver au cerveau. Il est évidemment produit, dans les environs du point de départ de l'aura, par la puissance de la nutrition, par les actions chimiques qui la caractérisent ; il est et ne peut être que de l'électricité. Où peut-il s'accumuler ? Dans les mailles, dans les poches cellulaires qui environnent tous nos organes, tous nos muscles, toutes leurs fibres, et qui peuvent se charger, par un courant électrique, comme le carreau électrique, comme la bouteille de Leyde. Quand ces mailles ou poches cellulaires sont suffisamment chargées, on comprend qu'entourées de nerfs et de vaisseaux conducteurs de l'électricité, elles peuvent, par mille influences diverses, se décharger sur le cerveau, le foudroyer. Mais le cerveau lui-même, avec sa constitution membraniforme, avec sa substance grise et sa substance blanche, avec les méninges qui l'environnent, n'est-il pas merveilleusement organisé, lui aussi, pour remplir les fonctions du carreau électrique, de la bouteille de Leyde? Qu'une tumeur quelconque vienne à le comprimer légèrement; que la plus légère suffusion sanguine vienne à rendre conductrice une portion de sa substance, si petite soit-elle; que le développement variqueux ou anévrismatique du plus petit vaisseau vienne à comprimer un filet nerveux, en voilà suffisamment pour amener la charge électrique anormale, une des causes principales de l'épilepsie; je dis anormale parce que, ainsi que nous l'avons vu dans l'article précédent, le cerveau et la moelle épinière se chargent, chaque nuit, sous l'influence du sommeil, d'une quantité considérable d'électricité pour les besoins du lendemain. Qu'une grande colère, qu'une grande frayeur, que des actes vénériens fréquemment répétés surtout par des personnes faibles, viennent à dépenser en un instant une quantité considérable des électricités du cerveau, comme cet organe est en rapports très multipliés avec des membranes toujours chargées d'électricité statique, n'est-ce pas encore une condition bien favorable à la décharge électrique qui constitue l'épilepsie, pour peu surtout que quelques conditions organiques viennent encore en aide à cet accident, et parmi elles il faut compter sans doute les vices de la nutrition, qui nous privent tantôt du fer et du manganèse, tantôt du soufre, tantôt du phosphore, tantôt d'autres substances nécessaires à notre organisation. La décharge électrique qui produit l'épilepsie est bien plus facile encore quand, après l'épuisement du fluide nerveux dans le cerveau, ce dernier fait appel à des sources d'une tension différente : que la muqueuse pulmonaire, par exemple, et les séreuses envoient au cerveau beaucoup plus ou beaucoup moins de fluide positif que la peau, la muqueuse intestinale et les reins n'enverront de fluide négatif, cette inégalité sera encore une cause très active de foudroiement cérébral, d'attaque épileptique.

HYSTÉRIE. — L'hystérie est une maladie particulière au sexe féminin. Elle peut être très légère comme elle peut être fort grave. Les malades se plaignent le plus souvent d'éprouver la sensation d'une boule qui monterait du creux de l'estomac à la gorge ; elles ont de la propension à la tristesse ; elles se livrent également sans cause à des rires presque convulsifs ; elles pleurent ; elles se croient en proie à des maladies qu'elles n'ont pas, et contre lesquelles elles demandent des remèdes ; elles ont des vents, des aigreurs, de la constipation, des urines pâles et fréquentes, le clou hystérique, douleur très vive ordinairement au sommet de la tête ; elles ont une foule d'autres accidents nerveux et surtout des attaques convulsives souvent d'une violence extrême ; elles poussent un cri et tombent à terre ; elles suffoquent ; elles sont comme si on les étranglait, leur face et leur cou se gonflent, leur corps se renverse souvent et se roidit comme dans le tétanos, ou bien elles sont immobiles et cataleptiques ; elles sont souvent furieuses, frappent et mordent ceux qui les entourent, se frappent et se mordent elles-mêmes ; elles tiennent souvent les propos les plus indécents ; elles imitent parfois l'aboiement du chien ; enfin, dans les cas graves, l'hystérie peut se terminer par l'épilepsie et la folie.

Des règles trop abondantes, des accidents de suites de couches, le chagrin, la frayeur, la colère, une passion contrariée, les abus sexuels, une continence prolongée, certaines lectures, une vie trop molle, l'imitation des accès dont on se trouve le témoin, des vers et surtout des ascarides vermiculaires, une chevelure trop longue et trop abondante, sont au nombre des principales causes de cette maladie, et qu'il faut soigneusement écarter ; on veillera beaucoup au régime, à l'exercice, au temps passé au lit ; on habituera les malades à se laver à l'eau froide de la tête aux pieds, si elles le peuvent ; on rétablira les transpirations habituelles, qui auraient été supprimées. On recommande l'infusion suivante : Feuilles récentes d'oranger, racine de valériane et de benoite, herbe de mélisse, de chaque parties égales incisées et mêlées. Une cuillerée à bouche ou deux, sur lesquelles on verse deux tasses d'eau bouillante le soir, en se couchant. On laisse infuser pendant la nuit, et l'on boit l'infusion froide en deux doses, une le matin et une le soir.

Souvent la cendre d'os, à la dose d'une pincée au commencement de chaque repas, sera très utile contre l'hystérie ; souvent aussi les ferrugineux seront nécessaires, soit en bains, soit à l'intérieur. Nous trouvons dans le Traité des affections vaporeuses, par le docteur Pomme, 1782, un grand nombre d'affections hystériques très graves qui ont cédé à l'action du bain tiède prolongé.

CHORÉE OU DANSE DE SAINT-GUY.—Tout le monde connaît la danse de Saint-Guy. Elle a pour cause la peur, la colère, l'imitation, les abus sexuels, quoiqu'elle n'attaque en général qu'au sortir de l'enfance, les vers, la seconde dentition, l'hérédité, les hémorrhagies abondantes, l'établissement des règles ou leur suppression. Les bains tièdes de quelques heures, les bains de rivière de quatre ou cinq minutes en été, les bains rendus ferrugineux à l'aide de 60 à 120 gr. de sulfate de fer, une ou deux pastilles d'iodure de fer au commencement des deux principaux repas, ou bien les pilules de Méglin, en commençant par une les premiers jours, et en augmentant jusqu'à légers vertiges ; les feuilles d'oranger en poudre et en infusion, les frictions sèches, l'exercice et surtout la gymnastique dirigée de manière à exercer surtout les muscles en convulsion, offrent des moyens puissants contre cette maladie, mais que le médecin seul doit diriger.

ÉCLAMPSIE OU CONVULSIONS DES FEMMES ENCEINTES ET EN COUCHES. — Ces convulsions viennent quelquefois dès les premiers temps de la grossesse, le plus souvent pendant les derniers mois et à l'époque de l'accouchement. Quand les femmes sont fort sanguines, abondamment nourries et qu'elles ont une vie peu active, une saignée générale prévient cet accident; elle en est encore le meilleur remède quand il débute. Il faut y ajouter les lotions acidules et froides fréquemment répétées sur la face et le cou, des lavements, le calomel à l'intérieur à la dose de 15 ou 20 centigrammes toutes les deux heures jusqu'à effet purgatif, mais et surtout le bain tiède prolongé, pendant la durée duquel on continuera les fréquents lavages de la face avec du jus de citron ou de l'eau froide vinaigrée. Il faut, si les convulsions se déclarent pendant le travail, se hâter de le terminer. Mais l'éclampsie étant une maladie grave, il faut toujours, dès qu'elle se déclare, se hâter d'appeler son médecin.

CONVULSIONS OU ÉCLAMPSIE DES PETITS ENFANTS. —Toutes les mères savent combien cet accident peut être rapidement mortel, aussi le redoutent-elles à bon droit pour leurs petits enfants. Le chagrin, l'épouvante, la colère chez la nourrice suffisent pour donner des convulsions à l'enfant qu'elle allaite. Il y a des familles dont tous les enfants sont prédisposés à cette maladie. Le travail de la dentition, une constipation opiniâtre, le dévoiement quand il dure trop et qu'il est trop abondant, une simple indigestion, un refroidissement, la trop grande chaleur de l'appartement, un coup de soleil, l'épouvante, la colère, une perte de sang considérable peuvent l'occasionner, ainsi que les fièvres éruptives et la coqueluche. Le bain tiède est, dans presque tous ces cas, le remède par excellence; on peut le prolonger pendant une ou deux heures, et le renouveler plusieurs fois par jour en attendant l'arrivée du médecin, et y joindre les lotions acidules sur le front et toute la tête.

— L'apoplexie est une maladie des pays humides et froids et des saisons froides. Elle attaque quelquefois les enfants au berceau; mais c'est principalement dans l'âge mûr et la vieillesse qu'elle choisit ses victimes. Elle frappe plus fréquemment les hommes que les femmes; elle est souvent héréditaire, comme la goutte, avec laquelle elle a, du reste, dans beaucoup de cas, une très grande analogie. Le sang du plus grand nombre des apoplectiques est très épais, très plastique, comme celui des goutteux; c'est du sang que l'on appelle riche, il l'est en menaces : c'est le sang de la vieillesse, celui des personnes dont la peau fonctionne mal. L'apoplexie est caractérisée par la paralysie plus ou moins complète du sentiment ou du mouvement, et quelquefois de tous les deux dans une moitié du corps : c'est l'hémiplégie. Elle est due le plus souvent à un épanchement de sang dans une portion du cerveau, dans les ventricules ou dans les membranes du côté opposé à la paralysie. Il y a une apoplexie séreuse occasionnée, comme son nom l'indique, par des sérosités dans l'arachnoïde ou dans les ventricules. Il y a encore des apoplexies produites par l'anémie cérébrale, qui amène alors des ramollissements plus ou moins nombreux dans la sub-

stance du cerveau et tous les accidents paralyti-
ques de la compression. Cette anémie peut être
due à la ligature d'une carotide, à un embolie
qui vient boucher une des grosses artères cérébrales, ou à une tumeur qui la comprime. Il y a
enfin l'apoplexie nerveuse, sans lésion de tissus,
et comme toutes offrent les mêmes symptômes, il
faut, pour pouvoir les distinguer chez les malades, une habileté si grande, qu'on la rencontre
bien rarement. L'apoplexie est beaucoup plus
commune à la ville qu'à la campagne, chez les
hommes d'étude et de bureau, et chez les hommes du monde, que chez les artisans. Une alimentation trop copieuse, des boissons trop exci-
tantes, l'abus de son sexe, surtout dans un âge
avancé, une vie trop sédentaire, enfin la tête
grosse, le cou court, les épaules larges, la taille
petite ou moyenne, les veilles trop prolongées,
la colère, l'hérédité, en sont les causes les plus
habituelles. Le remède en vogue aujourd'hui
contre l'apoplexie, c'est la saignée. Beaucoup de
médecins, appelés près d'un apoplectique, n'ose-
raient pas ne pas le saigner, tant est grand le
préjugé à cet égard, et cependant la saignée est
fréquemment mortelle chez les apoplectiques,
même les plus sanguins. Elle peut amener l'anémie et le ramollissement cérébral, qui en est la
suite. Ce n'est pas tout, en activant la circulation,
elle tend nécessairement à augmenter l'hémorrhagie à laquelle on l'oppose, et elle amène la
fièvre rémittente ou intermittente pernicieuse
que l'on observe si fréquemment alors. Si l'apoplexie est due à l'anémie cérébrale, la saignée

sera mortelle. Un médecin de l'antiquité disait de la saignée, dans l'apoplexie, qu'elle guérissait ou tuait ; n'est-ce pas une chose bien grave que de jouer la vie de son malade à une semblable loterie ? On a constaté, il y a longtemps déjà, qu'une sueur abondante dans les apoplexies légères, ou une abondante émission d'urine, pouvait guérir les malades. Cherchez donc à faire fonctionner leur peau et leurs reins ; mais n'ajoutez pas le ramollissement cérébral à l'hémorrhagie. Ce que je dis de la saignée, je le dis également des purgatifs, qui ont la même action sur le cerveau et sur le sang, parce qu'indépendamment de l'épuisement général qu'ils produisent, ils refroidissent encore la peau, ils diminuent ses sécrétions, et augmentent les prédispositions apoplectiques. Que de fois ne voit-on pas des attaques graves et souvent mortelles à la suite de saignées et de purgatifs administrés contre des vertiges, la parole embarrassée ou le pouls fort et lent, accidents qui céderaient avec la plus grande facilité à l'exercice, à la diète, aux sudorifiques et aux diurétiques! Eh bien! ces exemples malheureux sont perdus, et médecins et public d'invoquer la saignée et les purgatifs, qui ne peuvent qu'aggraver l'apoplexie quand elle est venue, ou la provoquer quand il serait bien facile encore de la prévenir. Boerhaave, un des plus grands médecins de la fin du XVIIᵉ siècle et du commencement du XVIIIᵉ, conseillait, comme moyen préventif, les étuves, à dose modérée sans doute, et il réussissait ainsi, toutes les fois que la tendance apoplectique était due

à l'épaississement du sang , qu'elle était de
nature goutteuse enfin. Il conseillait aussi les
bains de jambes, les frictions sèches, les vésicatoires, les cautères , toutes les modifications de
régime que réclame l'état du malade, et au besoin
la ligature des membres, pour gêner le retour
du sang au cœur et en diminuer l'afflux vers la
tête. Cette ligature, faite par un médecin,
pourrait être souvent fort utile. On obtiendrait ainsi
tous les effets de la saignée avec beaucoup moins
de ses inconvénients. La ligature ne doit jamais
être serrée jusqu'au point de causer des fourmil-
lements, de l'engourdissement dans le membre.
Dans l'imminence apoplectique, informez-vous
soin des causes qui la produisent et hâtez-vous avec
de les écarter! Recommandez la diète, et l'eau
comme boisson principale ou comme unique boisson, aux mangeurs et aux buveurs. Faites lever
matin les paresseux , et imposez-leur un suffisant
exercice. Ils se coucheront tous de bonne heure, la
tête un peu haute dans leur lit, s'ils se trouvent bien
de cette position. Recommandez-leur le repos
de l'esprit, des distractions douces, et mettez-
les en garde contre la colère, la laide colère;
mais, avant tout, tâtez soigneusement le pouls
du malade aux deux bras et aux carotides. Si,
sans être exagéré d'un côté du corps, il s'affai-
blissait de l'autre, si une des carotides battait
beaucoup moins fort ou ne battait plus, et si
surtout le côté opposé du corps tendait à s'affaiblir, au lieu d'une apoplexie par hémorrhagie
cérébrale, vous auriez à lutter contre une apoplexie par anémie. Dans ce cas, le malade doit

garder le plus possible la position horizontale.
L'électricité d'induction à faible tension sur le
côté anémique de la tête serait alors très utile.
Quand l'attaque d'apoplexie a lieu, et qu'on la
croit sanguine, il faut faire porter le malade dans
une chambre tempérée, grande et éclairée, mais
avec des rideaux aux fenêtres pour empêcher une
lumière trop vive. Si, sans se fatiguer, le malade
peut rester assis dans un fauteuil, il faudra l'y laisser ; mais, s'il est trop faible, on le mettra dans
un lit, la tête élevée, sans l'être trop. On lui couvrira chaudement les parties inférieures, et on les
entourera de corps chauds si elles sont refroidies.
On appliquera aux jambes et aux cuisses des ventouses sèches en grand nombre; on les laissera une
heure en place. Si, comme cela arrive souvent
en pareil cas, le malade a des envies de vomir
par suite d'une indigestion, on pourra utilement
provoquer le vomissement à l'aide des barbes
d'une plume au fond de la bouche. Si la tête et
le cou étaient brûlants, on les rafraîchirait par
des lotions fréquentes de jus de citron ou
d'eau acidulée avec le vinaigre. Si, du côté opposé à la partie paralysée, on sent battre la carotide avec violence, on pourra la tenir très
longtemps comprimée avec le doigt, si on voit
que cette compression soulage le malade. On
doit continuer la compression le jour et la nuit,
aussi longtemps que durent les pulsations anormales de la carotide, ce dont le médecin seul
peut être juge. D'heure en heure d'abord, puis
quatre ou cinq fois par jour seulement, et sous
la couverture du malade, pour ne pas le refroi-

dir, on le lavera, des hanches aux pieds, avec de la lessive de cendres de force moyenne. On tiendra, autant qu'on le pourra, le malade éveillé, mais sans le fatiguer. Un peu d'eau fraîche, quelque tisane légèrement diurétique, du bouillon de poulet, suffiront pendant les deux ou trois premiers jours. On le nourrira légèrement ensuite, quand la faim se prononcera. On pourra recourir à la ligature des membres, dont j'ai déjà parlé. Les pédiluves irritants à la moutarde mais seulement tièdes, et mieux encore les pédiluves dans de la lessive conviennent à cette époque de la maladie. Si l'apoplexie avait été amenée par la suppression des règles ou d'un flux hémorroïdal, deux sangsues appliquées à l'anus ou au bas-ventre seraient souvent utiles ; on en replacerait d'autres en même nombre dès que les piqûres des premières ne saigneraient plus, en se guidant pour cela sur l'effet obtenu. L'urtication des membres supérieurs et inférieurs est excellente contre l'apoplexie. Le cautère actuel, ou fer rouge, appliqué au sommet de la tête, a rappelé à la vie des malades tombés en léthargie et que l'on croyait perdus. On fait tomber l'escarre à l'aide d'applications émollientes, puis on panse les plaies avec du digestif simple. Les eaux de Balaruc, de Bourbonne, de Plombières, et beaucoup d'autres eaux minérales, sont très utiles pour combattre les suites de l'apoplexie. On les prescrit en bains tièdes, en douches, et souvent en bains de vapeur. On évite facilement les rechutes par la diète, l'exercice, et les lotions alcalines sur la moitié inférieure du corps. Il ne faut pas rester plus de sept heures au lit, il faut vivre chastement, et être très réservé pour tous les travaux de l'intelligence. Les saignées dites préventives et les purgatifs sont les moyens les plus capables d'amener promptement des rechutes. Il y a des apoplexies produites par des exostoses ou des périostoses syphilitiques, contre lesquelles le médecin doit être sur ses gardes. Elles sont faciles à guérir, mais par un traitement spécial, bien suivi, quand on est appelé à temps pour les soigner. Les apoplectiques et ceux qui redoutent de le devenir doivent éviter de se baisser. Quand ils ont quelque chose à ramasser à terre, il faut qu'ils s'agenouillent pour le faire.

PARAPLÉGIE, OU PARALYSIE DES JAMBES. — On attribue à tort le plus grand nombre des paralysies des jambes, ou paraplégies, à une maladie de la moelle épinière, à une myélite chronique. La myélite est heureusement beaucoup plus rare qu'on ne le pense, et la plupart du temps ce sont des troubles de sécrétion qui amènent la paraplégie, soit en refusant à la moelle épinière le fluide nerveux dont elle a besoin, soit en la faisant traverser par des actions nerveuses anormales qui ne nuisent en rien à son intégrité, pendant longtemps au moins. Dans le premier cas, il suffit souvent de comprimer l'une des carotides, et avec elle les nerfs qui l'accompagnent, pour arrêter le fluide nerveux qui, de la poitrine et du ventre, est conduit par eux au cerveau, pour le conserver à la moelle épinière et faire disparaître la paralysie des jambes pendant tout le temps que dure cette compression, que l'on peut rendre durable à l'aide d'un petit bandage ; j'ai rencontré plusieurs malades chez lesquels des selles trop abondantes causaient la paraplégie. Chez d'autres, c'étaient des pertes séminales, tantôt involontaires, tantôt volontaires et abusives. J'ai vu des ascarides vermiculaires paralyser les jambes. Quelques lavements camphrés en faisaient justice. On a de nombreux exemples de personnes qui deviennent paraplégiques par suite du passage d'une sonde. Il résulte de là que le médecin doit s'enquérir avec le plus grand soin de ses causes. J'ai vu des myélites rhumatismales, goutteuses, vénériennes ; dans ce dernier cas, quelques frictions mercurielles sur le bas de l'épine en font justice. Les eaux minérales, entre autres, sont d'excellents remèdes contre les paraplégies que l'on n'a pas pu guérir par les traitements ordinaires.

CHAPITRE XI

SOINS A DONNER AUX NOUVELLES ACCOUCHÉES. — Il faut à la nouvelle accouchée la chambre la plus saine de la maison. On la chauffe modérément en hiver, on la rafraîchit en été par de fréquents arrosages. Le lit ne doit pas être enfoncé dans une alcôve ; on y porte la malade dès qu'elle est délivrée, et si alors on ne sentait pas au-dessus du pubis une tumeur dure et arrondie, de la grosseur du poing environ, si, au contraire, en palpant doucement le bas ventre, on trouvait un corps mou, le médecin ou la sage-femme, par de légères frictions, ou, au besoin, à l'aide du seigle ergoté, rendraient à la matrice l'énergie qui lui manque. Une ceinture médiocrement serrée autour des hanches est alors utile. Avant de l'appliquer, on place sur le bas-ventre une serviette douce pliée en plusieurs doubles. On la serre un peu chaque jour. On garnit le sein d'un morceau de ouate. On lave les parties génitales et le haut des cuisses avec de l'eau tiède, et on y place un linge doux en plusieurs doubles et chauffé à la chaleur du corps. On entretient la plus grande propreté autour de la malade. On change son alèse, ou drap de dessous, plusieurs fois par jour, ainsi que le linge entre les cuisses. La chemise, fendue en devant, est changée aussi souvent qu'elle est salie. Le linge propre doit toujours être chauffé à la chaleur du corps au moment où on le met. La femme qui nourrit son enfant mangera un peu moins qu'à l'ordinaire, et des aliments légers ; elle pourra boire de l'eau rougie à ses repas ; elle se contentera de tisane d'orge et de bouillons le jour de la fièvre de lait. On donne ordinairement un consommé après la délivrance ; puis deux ou trois potages légers dans la journée à la femme qui ne nourrit pas. Au temps de la fièvre de lait, on ne lui donne que de la tisane d'orge et un peu de bouillon ; après cette fièvre, on lui permet les potages, les œufs frais, le poulet rôti ou bouilli, le poisson léger ; en cas de constipation, on a recours aux lavements. On évite aux nouvelles accouchées toute fatigue physique ou morale ; elles peuvent sans danger se remuer un peu dans leur lit ; il ne faut pas qu'elles le quittent avant le neuvième ou le dixième jour. Au surplus, elles doivent alors observer avec le plus grand soin toutes les prescriptions de leur médecin, et pour elles et pour leurs petits enfants, qui ont besoin de soins si intelligents et si dévoués.

PLAIES. — La nature suffit à la guérison de la plupart de nos plaies. Quand la plaie est simple, qu'aucun corps étranger n'y reste, qu'aucun vaisseau important n'a été blessé, il faut maintenir ses lèvres rapprochées à l'aide d'une bande roulée, de taffetas d'Angleterre ou de sparadrap. On lève l'appareil au bout de trois ou quatre jours, et la plaie est guérie. Mais pour prévenir une cicatrice défectueuse et d'autres accidents, pour peu que la plaie soit étendue et profonde, consultez encore votre médecin. S'il y a une hémorragie abondante, amenée par la déchirure d'une veine variqueuse, couchez le blessé, posez votre doigt sur la plaie et continuez la compression à l'aide d'une compresse et d'une bande roulée. Si l'hémorragie vient de l'ouverture d'une artère considérable à l'un des membres, on place au-dessus de la plaie un lien fait avec un mouchoir ou même une corde, pour les premiers moments, et on serre ce lien soit avec les mains, soit avec un petit bâton en tourniquet, jusqu'à ce que le sang cesse de couler, pour donner au médecin le temps d'arriver et de faire la ligature du vaisseau blessé. Si le lien autour du membre était trop serré, il ferait gangréner ce dernier. Si la blessure est à la poitrine ou au ventre, et si elle ne pénètre pas dans ces cavités, un bourdonnet ou une boulette de charpie maintenue avec le doigt, ou une compresse épaisse et une bande roulée suffisent encore pour arrêter l'hémorragie; en trempant la charpie dans le perchlorure de fer, on réussirait bien mieux encore, mais c'est au médecin à employer ce précieux remède. Si la plaie pénètre, on peut diminuer la violence de l'hémorragie par l'application sur la blessure de compresses glacées. On couche, autant que possible, le malade du côté blessé; il devra garder le repos le plus absolu.

Les piqûres d'abeilles, de guêpes, de frêlons, se guérissent avec des frictions d'huile d'olive. Les cataplasmes de cerfeuil pilé conviennent aussi. On traite de la même manière la piqûre du scorpion, mais on prend, en outre, 10 ou 15 gouttes d'eau de luce dans un verre d'eau, ou de 2 à 4 grammes de thériaque. La piqûre du taon, mouche grise à deux ailes, est quelquefois dangereuse, quand elle se gonfle, rougit et devient douloureuse, on la graisse d'abord avec de l'huile d'olive, que l'on essuie doucement, puis on la recouvre d'une couche de collodion, et on prend de l'eau de luce à l'intérieur, comme je viens de le conseiller. On applique le même traitement aux piqûres d'araignées.

Quand on a été mordu par une vipère, il faut placer une ligature modérément serrée au-dessus de la plaie, que l'on scarifiera avec une lancette et que l'on recouvrira avec une ventouse. Si la plaie est à la main ou à l'avant-bras,

on peut la sucer hardiment soi-même, si on n'a
pas d'écorchures aux lèvres ou à la bouche, ou
la faire sucer par une autre personne; on graisse
tout le membre blessé et même le tronc avec
de l'huile d'olive, dont on avale quelques cuillerées, si on n'a pas d'eau de luce ou de la thériaque. On peut prendre celle-ci à la dose de
2 grammes dans un verre de bon vin, et en
boire 2 ou 3 à dix minutes d'intervalle.

Quand un homme a été mordu par une bête
enragée ou soupçonnée telle, il faut, si on le
peut, plonger immédiatement la morsure dans
de l'eau froide, et préférablement dans de l'eau
courante, puis la brûler profondément avec un
fer rouge, assez étroit pour pénétrer au fond de
la plaie, qu'il faut faire suppurer pendant trois
mois. Si la morsure a pénétré dans la bouche,
on la cautérisera de la même manière, après
d'abondants lavages; si la morsure est sur le
trajet d'un gros vaisseau, on la lavera bien et
on la couvrira d'une large ventouse, en attendant
l'arrivée du médecin, qu'il faut appeler en hâte
dans tous ces cas.

LES BRULURES. — Les brûlures légères se guérissent en les approchant pendant quelques
instants du feu. Un peu plus fortes, on les
plonge dans l'eau fraîche, ou bien on les couvre
de compresses fréquemment imbibées d'eau
blanche ou d'eau légèrement vinaigrée. On perce
les ampoules avec une aiguille, puis on met sur
la brûlure du coton enduit de liniment oléo-calcaire. Quand les doigts sont brûlés, ou les or-
teils, il faut les faire panser par un médecin,

toujours indispensable quand les brûlures sont étendues ou profondes.

FRACTURES. — Dans les fractures, en attendant l'arrivée du médecin, on placera, autant que possible, le membre dans sa direction naturelle, en le soutenant avec des coussinets si c'est un membre inférieur, et avec une large écharpe si c'est un membre supérieur, et on le couvrira de linges fréquemment trempés dans l'eau froide. Si la fracture est grave, on fera tomber continuellement sur elle un petit filet d'eau froide, ce que le médecin continuera la plupart du temps après la réduction de la fracture.

Je me suis efforcé, dans ce petit livre, d'amener mes lecteurs à rechercher surtout les causes des maladies pour se soustraire à leur action, pour apprendre à conserver ainsi leur santé. Cette recherche des causes n'est malheureusement pas assez dans nos habitudes. C'est ce qui fait la grande supériorité de la race anglo-normande sur la race latine : la première est habituée, dès son enfance, à exercer sa raison, à se confier à elle, à se demander en tout et pour tout le pourquoi des choses ; imitons-la en cela et pénétrons-nous bien de cette vérité, que rien n'arrive sans cause, et que les individus, comme les peuples, sont bien plus qu'ils ne le pensent les arbitres de leur destinée.

Paris. — Typ. de Ch. Meyrueis. rue Cujas, 13. — 1870.

TABLE DES MATIÈRES.